高等医药院校精品规划实验教材系列

诊断学实验指导

顾　问　张祥贵

主　审　兰　萍　许祥林

主　编　刘　颖　邵锦霞

副主编　李小波　袁　兴

编　委（按姓氏笔画排序）

马　平　遵义医科大学珠海校区

王　湘　遵义医科大学珠海校区

王文英　遵义医科大学珠海校区

王颖川　右江民族医学院附属医院

冯嘉莹　遵义医科大学珠海校区

刘　颖　遵义医科大学珠海校区

刘航宇　遵义医科大学医学与科技学院

李小波　遵义医科大学珠海校区

张　捷　遵义医科大学医学与科技学院

张利霞　遵义医科大学第五附属（珠海）医院

张林坤　遵义医科大学珠海校区

邵锦霞　遵义医科大学珠海校区

袁　兴　遵义医科大学医学与科技学院

晁　晶　遵义医科大学第五附属（珠海）医院

曾　丹　遵义医科大学珠海校区

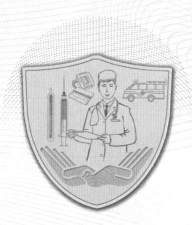

西安交通大学出版社

XI'AN JIAOTONG UNIVERSITY PRESS

图书在版编目(CIP)数据

诊断学实验指导 / 刘颖，邵锦霞主编.--西安 ：
西安交通大学出版社，2024.7. -- ISBN 978－7－5693
－3853－9

Ⅰ.R44
中国国家版本馆 CIP 数据核字第 2024NK3388 号

书　　名	诊断学实验指导
主　　编	刘　颖　邵锦霞
责任编辑	张永利
责任校对	郭泉泉
装帧设计	伍　胜

出版发行	西安交通大学出版社
	（西安市兴庆南路 1 号　邮政编码 710048）
网　　址	http://www.xjtupress.com
电　　话	(029)82668357　82667874(市场营销中心)
	(029)82668315(总编办)
传　　真	(029)82668280
印　　刷	西安五星印刷有限公司

开　　本	787mm×1092mm　1/16　印张 13　字数 287 千字
版次印次	2024 年 7 月第 1 版　2024 年 7 月第 1 次印刷
书　　号	ISBN 978－7－5693－3853－9
定　　价	49.00 元

如发现印装质量问题，请与本社市场营销中心联系。
订购热线：(029)82665248　(029)82667874
投稿热线：(029)82668803

前　　言

　　诊断学是连接基础医学和临床医学的一门桥梁课程。诊断学实验教学是训练医学生成为医生，锻造医者基本功的重要实践环节，其训练内容是执业医师实践考试的必考内容。本次编写的《诊断学实验指导》以人民卫生出版社出版的第 9 版《诊断学》教材为参考，结合 2024 年执业医师考试大纲，本着"为党育人，为国育医"的初心和使命，恪守"传承发扬，改革创新"的教育理念，以期为诊断学实验教学服务。

　　本书传承了数代教师在问诊、体格检查、心电图、实验诊断、临床常用诊断技术、病历书写等教学过程中的积累和成果，遵循并发扬诊断学"从严治教"的教学传统与"医者仁心，大医精诚"的医学精神，力求编写内容与时俱进，融入创新思维，体现改革成效，使诊断学实验教学理念回归教学，关注学生学习的重、难点，夯实学生的基础，做到"教学方法与新结合，人文教育与人同在"。

　　本书编写的初衷是让内容"看得见，读得明，悟得到"。

　　（1）看得见：体格检查操作视频以二维码形式呈现，以方便学生学习。

　　（2）读得明：理顺思路，条理明晰，便于学生理解和记忆。①首次提出"问识查验断，定度因扰疗"临床思维"十字绣"；②首次提出心电图阅读顺序"18 字诀"；③心、肺、腹部体征及实验室检查内容以表格形式呈现，简洁明了；④制定了体格检查、临床穿刺考核与评价标准，使学生训练及考核有章可循；⑤编撰大量临床案例，并以表格形式进行分析，利于知识的深化运用。

　　（3）悟得到：①引导学生树立"我是医生"的职业目标；②首次加入叙事医学和平行病历等人文共情内容。

　　本书在编写时参考了兰萍教授主编的《诊断学实验指导》、许祥林教授主编的《心电图临床技能图谱》、刘成玉教授主编的《临床技能学》（第 2 版）及《临床基本技能考核与评价》等多部优秀教材的相关内容，在此向各位作者表示感谢。此外，本书在编写过程中得到了遵义医科大学珠海校区各级领导的高度重视、支持，还得到了张祥贵教授、兰萍教授、许祥林教授等前辈无私的指导和帮助，也得到了兄弟院校教师的大力协助，在此一并致以诚挚的谢意！师长和同道对医者身份的敬畏，对师者工作的热爱，将激励吾辈继续砥砺前行！

　　希望本书能对高等医药院校临床医学、影像医学、口腔医学、护理学、助产学等专业的本、专科学生，研究生，以及拟参加执业医师资格考试、住院医师规范化培训的医生、护理和助产工作者们提供帮助和参考。

因水平有限，疏漏之处，望广大读者批评指正。

刘　颖　邵锦霞

2024 年 5 月

目　　录

第一章　职业素养与医患沟通

第一节　医生的职业素养

职业素养是指某职业内在的要求和规范，是从事该职业过程中表现出来的综合素质，包含职业道德和意识、职业行为与技能等方面。医生是学习和钻研医学科学技术，以治病救人为职业的人。我们希望医学生从学习诊断学开始，即有"我是医生"的意识，以医生的标准规范行为，并不断打磨医生岗位胜任力，为未来成为"合格医生"而努力。2022 年，中国住院医师培训精英教学医院联盟对关于中国住院医师核心胜任力的框架达成了专家共识。住院医师核心胜任力是医学生奋斗的方向，包含 6 个方面的内容：职业素养、知识技能、照护患者、沟通合作、教学能力和终生学习。其中，医生的职业素养包括职业道德、敬业精神、人文素养、系统改进的能力。医生的职业素养与医生的职业特点密不可分。

一、职业素养

职业素养排在住院医生核心胜任力的首位。

1. 职业道德：遵纪守法，遵守行业规范；以患者为中心，尊重患者、家属的隐私，尊重同道，诚信友善；平等公正、廉洁自律。我国的医疗传统重视医生职业道德，强调医生的天职是"医者仁心、救死扶伤、大爱无疆"，对医务人员的美誉是"白衣战士、白衣天使"。

2. 敬业精神：热爱卫生健康事业，具有强烈的责任心和职业精神，致力于服务患者和社会。逆行的医务人员舍己为人、舍生取义、舍小家顾大家，展现的是医者对生命的尊重与敬畏、对职业的忠诚和坚守。

3. 人文素养：人格正直，且兼具人文情怀；尊重患者的自主权和人格尊严；具有共情能力，以同情心、同理心关心患者。唐朝的苏拯说："古人医在心，心正药自真。"心正才能药真，其中的"心"，是医者对患者的仁心、关心、爱心，是人文素养外化的表现，"心正"又预示着医者人文素养内在自我要求，即"心术"要正。

4. 反思、改进能力：医生在医疗实践中善于发现自身知识和技能的不足，抑或是负面情绪；更优秀者则有大局观，能发现医疗系统运行规范、流程中待改进之处，并具有提出改善意见的能力。老子说："知人者智，知己者明。"即能认识、了解别人，可谓聪明和智慧；能认识、了解自己，才算明达和通悟。认识和了解只是开始，改进和完善才是目标。正所谓"胜人者有力，自胜者强"。能战胜别人，说明有力量，但能克服自身的缺点、不足甚至是负面情绪，才是真正的强大。

医生职业素养是医生世界观、价值观、人生观范畴的产物，是医生仁心、仁术的体现和结合。仁心讲"情"，仁术治"病"。只有既关注"病"，又在乎"情"，才能成为医术精湛、医德高尚的好医生。

二、其他岗位胜任力

岗位胜任力是医生必须具备的素质。

1. 知识技能：指医生既要具有基础医学、临床医学以及相关学科的理论知识，又要具备包括病史采集、体格检查、辅助检查和结果判读、病历书写，以及各项必备操作和手术技能等能力，还要具有对临床资料进行综合分析，形成诊断、鉴别诊断和治疗方案并予以执行和修正的能力。陶勇医生说："没有关怀的医学是冰冷的，没有技术的关怀是滥情。"对于医学生来讲，夯实知识和技能的基本功是岗位胜任力的重中之重。

2. 照护患者：结合患者的病史资料，观察病情，做出诊断，适当治疗，开展健康宣教，提供安全有效、全面准确的医疗服务，以解决患者的健康问题。

3. 沟通合作：表现在两个方面。①与患者及其家属：医生应必备一定的沟通能力，能建立相互尊重和信任的医患关系；②与同事：可作为一名优秀的士兵，能融入医疗团队，明确定位及分工，充分合作，互补互助，避免冲突，有效执行医疗决策；也可作为领导，必要时展现领导能力和管理能力，有计划地组织、协调各方，高效推动团队共同解决实际问题。

4. 教学能力：①具有教学意识，主动对医学生、低年资医师进行临床教学；②与团队相关医务人员交流、沟通，普及本学科的医疗知识与相关进展；③有疾病预防、维护健康的意识，针对患者家属开展健康宣教和医学科普。

5. 终生学习：①有自我提高意识，从临床和实际需求出发，阅读临床指南，查阅文献，独立思考，理性分析，评估临床决策和研究的可靠性与适用性，持续更新知识和技能，具有审辨性思维；②培养科研意识，学习科研方法，参与或开展科学研究；③拓宽知识领域，学习人文学科，做到与患者共情，让人文关怀落地开花；④学习、了解科技前沿和人工智能方面的资讯，推进医、工、理、文融通，服务于信息时代的医学教育、研究和医疗实践，努力成为新医科培养的复合型人才。

第二节　医患沟通能力

医患沟通是医患双方围绕疾病、诊疗、服务、健康、心理、社会等相关因素，以患者为中心，以医者为主导，通过双方各有需求的全方位信息的多途径交流，将医学和人文结合，使医患双方达成共识并建立信任合作的同盟关系，医者科学地指引患者诊治疾病，患者积极配合医务人员，从而达到维护人类健康、促进医学发展的目的。

患者就医的需求包括：①生理需求，如基本的或特殊的生理需求，伤病的专业信息等；②心理需求，如关爱、归属、尊重等；③社会需求，如合理的治疗费用等；

④多种需求整合，如生命的安全、高质量的生存等。上述需求，均应被医者关注。医患沟通过程中，患者讲病，同样讲情。医者的心理和社会需求占主导，分对患与对己。对患，需要患者和家属在疾病诊疗的各个环节积极配合，需要被患者和家属尊重、理解，需要社会的支持；对己，需要在临床实践过程中不断学习，提高专业水平，进而提高个人收入，实现个人价值。医患双方最基础的目的是相同的，就是满足患者诊疗疾病中合理的生理、心理及社会方面的需求。医患沟通过程中，医者需要先人后己考虑需求。若医者讲疾病信息细致周到，患者会感到被关注。此时，讲病就是讲情。如医者兼具共情，照顾到患者的心理感受，更能达到良好的沟通效果。

一、医患沟通的基本原则

医患沟通是临床医生不可或缺的基本技能，需明确以下原则。

1. 态度方面：①以人为本，态度真诚，诚实守信；②相互尊重，地位平等，维护患方权益；③换位思考，能共情患者痛苦。

医患沟通态度可通过增加人文素养、善解人意、心态宽容、增加阅历等内涵训练，也可通过礼貌习惯、语言技巧、通俗表达训练等外化的表现提高。

2. 专业方面：医者主动参与、耐心详尽地解释，展现专业素质；尊重医学科学性，通俗有效地表达医学信息，使医患密切合作。

3. 法律方面：遵纪守法，遵循保密原则。在保密原则中，应注意以下几个方面。

(1)询问患者隐私时，应严肃，不得嬉笑、嘲弄。

(2)不得非法泄露患者的病情、家族史、接触史、身体隐私部位、异常生理特征等个人生活秘密。

(3)患者隐私仅在诊疗过程中向医务人员公开，医务人员必须严格为其保守秘密，未经患者同意，不得以任何方式向任何人泄露。不得以非诊疗目的，私自查阅或复印患者的病历、检验报告等医疗资料。涉及临床研究、科研论文、教学文件等，不得出现患者姓名、病历资料的各种病历号、检查单号等。刊登照片时，需遮盖患者眼睛，以保证不被认出。

(4)在保证正常诊疗需求的情况下，如需暴露身体，应事先征求患者或其监护人的同意；家属是否在场，须尊重有自主决定能力的患者意愿。检查前，无关人员需离开房间、关门，并必须用屏风或床边帘遮挡，必要时到专有诊室操作。检查、操作或手术时，医务人员之间的交流勿涉及患者隐私。

(5)涉及生殖系统疾病、婚育隐私时，医务人员更应格外谨慎，注意保护患者身心健康，避免纠纷；男医生检查女性隐私部位时，必须有女性医务人员在场，并适当遮盖隐私部位。

(6)妥善保存患者的病历资料，不得让无关人员翻阅，更不能丢失。医生需得到患者或其委托人同意，才能向除司法机关、疾控中心、各级医保中心以外的其他单位及个人提供患者的病历资料。

(7)相关检查科室需妥善保存各种检查记录及档案，并设专人进行统一管理各项调查表。涉及患者姓名、疾病的检查项目等，应严格保密。

(8)抢救患者时，要尽量保护患者隐私。

《中华人民共和国执业医师法》(以下简称《执业医师法》)第22条明确规定："医务人员在执业活动中，有关心、爱护、尊重患者的义务和保护患者隐私的义务。"医者在遵纪守法、有正确的价值观和道德标准的前提下，要换位思考，设身处地为患者着想。正所谓"己所不欲，勿施于人"，即遇有自身无法接受的言谈举止或诊查过程中不当行为等，禁用于患者。如涉嫌违法，《执业医师法》第37条规定："泄露患者隐私，造成严重后果的，根据情节将会受到有关处分，轻者可给予当事人警告或者暂停6个月以上1年以下执业活动，情节严重的，可吊销医师执业证书。"

二、医患沟通的内容

医患双方获取信息力求对等，尤其是医生向患者交代病情时，应将医疗专业用语转述成通俗易懂的语言，避免造成信息差，产生误解。门诊沟通、住院期间沟通、出院访视期间沟通会有差异，但多围绕以下几个方面展开。

1. 患者的客观资料：患者个人信息，了解受教育程度、家庭信息、经济状况等；患者主诉、现病史、既往史、个人史、月经生育史、婚姻史、家族史等病史信息，了解患者对病情的认知程度。

2. 患者的主观诉求：咨询威胁生命的程度、病情的变化、专业的诊疗过程、疾病的发展趋势、预期效果等，了解患者沟通的感受和对病情的期望值。

3. 患者心理和社会方面的情况：医生观察和感受患者心理状况和情绪状态，倾听患者及其家属的意见和建议，了解可支配的医疗费用和陪护人员情况。

4. 医生须向患者传达的内容：①患者的病情、检查目的及结果、诊断及治疗的方案、诊治中可能存在的风险、诊治过程中需注意的事项；②病情转归和预后，治疗后可能出现的严重后果，药物的副作用；③手术方式及防范危险的措施；④治疗预期效果及并发症；⑤治疗后的随访和护理，以及医疗费用预算等。

医生注意及时将沟通内容记录在门诊或住院病程记录中。

三、医患沟通的方式和注意事项

1. 示善：医生用亲切礼貌的、鼓励性的口头语言进行友善沟通；用通俗准确的、患者易懂的语言交代病情，防止造成信息不对等；用善意的、必要的、得体的肢体语言表达对患者的认同、关心、安慰。

2. 倾听：医生应全神贯注地倾听，不轻易打断患者的谈话，表示医生对患者的尊重和关注。

3. 反馈：医患交流中，医生应及时核实、反馈病史要点，与患者或家属讨论病情，充分告知，尊重患者的选择；遇有坏消息时，告知应委婉，以保护患者身心为原则；如有沟通障碍，避免激化矛盾，可选择回避或转移给上级进行处理。

4. 聊天：适当时机、场合、氛围可采用轻松式聊天，以活跃气氛，融洽医患关系。

5. 医患合作：通过有效的医患沟通，建立良好的医患关系，最终医患双方结成同盟，合力战胜病魔。

"西医之父"希波克拉底说："首先不要伤害病人。"这是 2500 年前的希腊医学家对医生职业素养的朴素描述，也是医学道德准则的核心。我国唐代大医孙思邈在《千金药方》中论"大医精诚"，一是要求医者必须技术精湛、精勤不倦；二是要求医者有高尚的品德修养，有一心赴救的天使之命。共和国勋章获得者钟南山院士，84 岁高龄仍奔波在抗疫一线，以"我是医生"的使命和担当，和无数的医学前辈一道，用实际行动践行"救死扶伤、大爱无疆"。

2016 年，我国发布了《"健康中国 2030"规划纲要》，对医生提出了更高的要求：医者应以建设"健康中国"的宏伟目标为己任，以感同身受的仁爱之心，尊重、关爱患者，以精益求精的标准精进医术，以"良言三冬暖"的善意，做好医患沟通，建立医患信任，融洽医患关系，结成医患同盟，为患者提供健康保障，为国家医疗事业的发展贡献智慧和才能。

（刘　颖　王　湘）

第二章 问 诊

问诊是诊疗程序的第一步，也是医患沟通、建立良好医患关系、获得患者信任、展现医者职业素养的开始。问诊是医务人员带着诊疗目的，通过对患者及相关人员的系统询问，根据获得的病史信息综合分析，做出临床判断的重要诊法。病史采集的完整性和准确性，对疾病的诊断和治疗有很大的影响。采集病史，主要的手段是问诊。疾病诊断中大多数线索和依据的来源，是病史采集所获取的资料。因此，问诊是每个医生必须掌握的基本技能。

本章主要介绍了主诉、现病史、既往史、系统回顾、个人史、婚姻史、月经生育史、家族史等内容，以及相关的问诊方法和技巧；结合常见症状的学习，体现问诊中的临床思维和医德要求。

同学们练习问诊可以按"问什么？怎么问？如何开口问？"的思路进行学习。一是"问什么"，指问诊的基本内容：何为主诉？现病史、既往史、个人史等包括哪些内容？二是"怎么问"，要求熟悉疾病的常见症状，判定、识别临床症状的特点、病因、发病机制，以及伴随症状，并能总结问诊要点等，体现临床思维。我们提供了临床思维学习的"十字绣"，即"问识查验断，定度因扰疗"作为参考，其含义及具体范例详见临床思维"水肿、血尿"示范。三是"如何开口问"，既展现医务人员的专业技能，又展现医患沟通技巧和人文关怀，更是医生职业素养的体现。学生和年轻医生需反复练习问诊专业语言的通俗表达，准确传递与转述，注意核实医学信息。遇有患者情绪波动时，能与患者共情，给予适当的安慰、关心与鼓励，这是医者的最大优势。

随着 Chat GPT4 等智能机器人广泛应用于自然语言处理、聊天、文本生成和语音识别等，国内外已有专家致力于 AI 智能问诊系统的开发和应用。这更倒逼医务人员强化计算机算法之外的能力和素养。

1. 提高问诊基本技能，熟练应用问诊内容，进行各系统疾病的病史采集，为疾病的诊断、治疗、病情判断提供依据，能够根据患者病情，详实、准确地开展病史采集。

2. 加强医患沟通的能力，言语举止礼貌、专业、得体，体现人文关怀；尊重、关爱患者，保护患者隐私；善于沟通，展现医务人员更懂患者心理和情感诉求的优势。

3. 临床思维是医生人文、技能、智慧和团队协作能力等的弥合剂，更是医者仁心、仁术和职业素养的具体表现。新时代下，临床思维能力培养和训练迫在眉睫。医务人员应有意识地寻找临床思维训练方面有效的、可行的、适合自身的方法，尽快提升临床思维能力和水平，更好地为健康中国规划服务。

（刘　颖　张　捷）

实验 问诊(病史采集)

学习目标

知识目标:

1. 掌握问诊中主诉、现病史、既往史、系统回顾、个人史、婚姻史、月经生育史、家族史等的主要内容。

2. 熟悉问诊的基本方法和技巧。

3. 了解常见症状的特点;理解问诊内涵是临床思维的体现和医德要求。

能力目标:

1. 能结合问诊、常见症状的相关知识,对患者开展规范性的问诊,获取病史信息;具有良好的医患沟通能力。

2. 能够规范详实、真实客观、及时准确地描述、记录问诊内容,体现医生的基本能力和职业素养。

3. 能应用问诊要点,逐步养成用临床医生的思维方式开展问诊,为诊疗服务。

重点和难点

重点:

问诊的主要内容,包括主诉、现病史、既往史、系统回顾、个人史、婚姻史、月经生育史、家族史等。

难点:

根据不同疾病,针对常见症状熟练进行问诊。

学习内容

一、问诊的医德要求

1. 遵纪守法,遵守行业规范,严肃认真,一丝不苟。

2. 以患者为中心,尊重隐私,保守秘密。

3. 对任何患者应一视同仁,做到尊老爱幼、诚信友善、平等公正、廉洁自律。

4. 对同道不任意评价,尊重同道,不在患者面前诋毁其他医生。

5. 利用医患沟通的契机，开展疾病相关的健康教育。

二、问诊的注意事项

1. 衣冠整洁，态度和蔼，举止友善，创造宽松和谐的环境。

2. 语言通俗易懂，避免使用医学术语（如里急后重、心悸等）。

3. 非诱导性，避免暗示性提问和逼问。

4. 保证病史真实、客观和准确。

5. 避免重复提问，要有系统性和目的性。

6. 询问病史的每一部分结束时应进行归纳小结，不仅可唤起医生自己的记忆和理顺思路，同时核实患者所述病情，让患者了解医生如何理解他的病史信息。

7. 在问诊两个项目之间使用过渡性语言，以免引起患者的不理解。

8. 适时的眼神交流，得体的肢体动作，恰当的评价、赞扬与鼓励，认同的语言，均有益于医患交流更顺畅，更易获得患者信任。

9. 医生应培养和训练与患者共情的能力，理解患者就医的诉求与期待。

10. 问诊结束时，应感谢患者的合作，并说明下一步对患者的要求和安排。

三、问诊的内容

（一）一般项目

一般项目包括姓名、性别、年龄、民族、婚姻、目前住址、工作单位、职业、入院日期、记录日期、病史陈述者及可靠程度，共 12 项。若病史陈述者并非患者本人，则应注明其与患者的关系。年龄应是实足年龄，勿以简写"儿"或"成"代替。住址应详细填写（城镇写到门牌号，农村写到村民组），这对随访患者具有重要意义。

（二）主诉

主诉是患者感受最主要的痛苦或最明显的症状或（和）体征，也就是本次就诊最主要的原因及其持续时间。主诉要体现症状、部位、时间三要素。问诊开始时，可表达为：

"您哪儿不舒服？"

"您怎么不舒服？"

"您发病有多长时间了？"

主诉应简明扼要，通常用 1～2 句话表达（一般不超过 20 个字）。例如：

"咳嗽、咳痰 1 周，咯血 2 天。"

"腹痛、腹泻 2 天。"

"活动后心悸、气短 2 年，下肢水肿 1 周。"

忌用方言或口语来直接描述。例如："肚子痛、拉肚子 3 天。"

主诉不能含糊不清。例如："下腹部难受几天。"

如果主诉包括不同时间出现的几个症状，则应按发生的先后顺序记录。例如：

"反复咳嗽、咳痰 20 年，心悸、气促 5 年，下肢水肿 1 周。"

"腹痛 3 天，呕吐 2 天。"

通过主诉描述的信息，一般可初步提供患者所患疾病倾向于哪一系统，从而为进一步制订诊治计划指明方向。例如：

"咳嗽、咳痰 5 天，畏寒、发热 2 天。"首先考虑呼吸系统疾病。

"活动后心悸、气短 5 年，下肢水肿 1 周。"应考虑循环系统疾病。

"反复上腹疼痛 3 年，黑便 1 天。"应考虑消化系统疾病。

"尿频、尿急、尿痛 5 天，发热 2 天。"应考虑泌尿系统疾病。

主诉一般不可采用诊断用语（病名）。例如：

"患心脏病 2 年。"

"患糖尿病 1 年。"

当有下列两种特殊情况时，可用以下方式记录：

如病情没有连续性时，可记录为："发现心脏杂音 20 年，气促、水肿 2 周。"

如当前无症状，诊断和入院目的又十分明确时，可记录为："发现胆囊结石 2 个月，入院接受手术治疗。""体检发现血压高 1 年。"

（三）现病史

现病史是病史的主体部分，包括疾病的发生、发展、演变和诊治的全过程，必须认真、详细地询问。现病史主要内容包括以下几个方面。

1. 起病情况及患病时间：询问患者疾病起病的急缓。不同疾病，起病方式不同，有的起病急骤，如脑栓塞、急性胃肠穿孔等；有的起病缓慢，如肺结核、肿瘤等。患病时间是指起病到就诊或入院的时间，根据患者的情况，可用年、月、日、小时、分钟计算。

2. 主要症状的特点：包括主要症状出现的部位、性质、持续时间和程度，缓解或加剧的因素。此情况对于了解是何系统或器官的疾病及其病变的范围和性质有很大帮助。例如消化性溃疡，主要症状的特点为上腹部疼痛，其性质为灼痛（或胀痛、隐痛），可持续数日或数周，在数年中反复发作或缓解，呈秋末春初加重等特点。

3. 病因与诱因：问诊时，尽可能了解本次发病的有关病因（如外伤、中毒、感染等）或诱因（如气候变化、环境改变、情绪及饮食失调等），以便于诊治和预防疾病。如果病程较长或病因比较复杂时，患者往往记不清、说不明，医生应进行科学的归纳，切忌不加分析地记入病史中。

4. 病情的发展与演变：指在患病过程中主要症状的加重、减轻或出现新的症状，均可视为病情的发展与演变。例如慢性支气管炎并发肺气肿的患者，常可在活动后气促，如突然出现胸痛和严重呼吸困难，应考虑有自发性气胸的可能。

5. 伴随症状：在主要症状的基础上又出现一系列的其他症状，常为鉴别诊断的依据。不同疾病可出现相同的症状，因此单凭一个症状无法准确判断是何种疾病，必须要问清伴随症状，才能为诊断提供方向。例如恶心、呕吐、发热的原因多样，伴有急性腹痛、腹泻，可考虑"急性胃肠炎""食物中毒"等；如恶心、呕吐、发热，伴黄疸，且出现右上腹痛时，应考虑"急性胆道感染"的可能。以上伴随症状，可直接帮助明确诊断方向。此外，某些伴随症状按一般规律，应该在某一疾病出现，而实际上没有出现该疾病时，作为阴性症状，有重要的鉴别诊断意义，也应将其记录于现病史中，以备进一步观察。

6. 诊治经过：患者在本次就诊前接受过其他医疗单位诊治时，应询问做过什么检查、结果如何、诊断为何病、用过什么药物治疗（包括药名、剂量、途径和用药时间）、疗效如何。

例如，"之前有没有去看过病？""是哪家医院？""当时医生是怎么说的？""做了什么检查没有？""检查结果是什么？""有没有开药？""是什么药？怎么吃的？能跟我说一下吗？""吃药后感觉怎样？"

询问时需注意，应以聊天的方式，提出一两个问题，待回答完毕后，再提出下一个问题，勿出现一连串问题同时提出的情况。此内容作为诊断和治疗的参考。

7. 病程中的一般情况：应记述患者患病后到就诊前或入院前的精神、体力、体重、食欲、食量、睡眠与大小便情况，以便全面评估患者的病情、预后以及应采取什么辅助治疗措施。

例如，"这段时间精神状况如何？""体力怎样？""感觉疲劳吗？""胃口如何？""吃得多吗？有没有感觉瘦了？""睡眠质量好不好？""大小便正常吗？"

(四)既往史

患者过去的健康状况与现在疾病常有密切关系，应详细询问。既往史包括以下几个方面。

1. 重点了解患者既往的健康状况和曾经患过的疾病，以及与现在疾病有密切关系的疾病。如冠心病和脑血管意外的患者，应询问过去是否有过高血压病史。诊断明确者，可直接书写病名，但应加引号；诊断不确定者，则简述其症状。如风湿性心瓣膜病患者，应询问过去是否反复发生咽痛、游走性关节疼痛等。

2. 有无急、慢性传染病及传染病接触史，若有，则应注明具体患病日期、诊断及治疗情况。

3. 有无外伤及手术史。

4. 预防接种史。

5. 有无食物及药物过敏史。

6. 有无输血史。

示例1：

现在我了解一下您过去的身体情况，好吗？	
1. 您过去身体怎样？	平素身体状况：良好、一般、较差。
2. 有没有得过传染病，如肺结核？（具体联系实际情况）	传染病史。
3. 以前有没有得过其他比较大的疾病？	曾患疾病史。
4. 以前有没有做过手术或是有比较大的外伤？	手术及外伤史。
5. 平时会不会对什么食物或是药物过敏？	过敏史。
6. 有没有输过血？	输血史。
7. 小时候有没有按时打过预防针？	预防接种史。

(五) 系统回顾

系统回顾由一系列直接提问组成，目的是帮助医师在短时间内简明扼要地了解患者除现在所患疾病以外的其他各系统是否发生过目前尚存在或已痊愈的疾病，这些疾病与本次疾病有无因果关系。非现病史涉及的系统需询问 2～4 个常见症状。

系统回顾问诊的主要内容包括以下几个方面。

1. 呼吸系统：咳嗽、咳痰、咯血、胸痛、呼吸困难等。
2. 循环系统：心悸、心前区疼痛、呼吸困难、水肿、血压升高等。
3. 消化系统：腹痛、腹泻、食欲改变、反酸、嗳气、呕吐等。
4. 泌尿系统：尿痛、尿急、尿频、排尿困难、尿量改变等。
5. 造血系统：皮肤苍白、黄染、出血点、瘀斑、血肿、骨骼疼痛等。
6. 内分泌与代谢系统：怕热、出汗、乏力、畏寒、烦渴、多饮、体重改变等。
7. 神经、精神系统：头痛、失眠、记忆力减退、意识障碍、性格改变、惊厥等。
8. 肌肉与骨骼系统：疼痛、痉挛、关节红肿、关节畸形、运动障碍、肢体无力等。

注意：在病历书写时，系统回顾的书写格式以"无"开始，后接一组相关的症状，但不应超过 3 个。如消化系统回顾可书写"无腹痛、腹泻"；泌尿系统回顾可书写"无尿频、尿急、尿痛"等。

例如，对于"咳嗽、咳痰 3 天"的患者，询问呼吸系统常见症状时，应询问"有无长期慢性的、反复发作的咳嗽、咳痰"，以示与现病史相区别。如遇患者回答"有反复 10 年的慢性秋冬季咳嗽、咳痰病史"，因与本次就诊疾病相关，故应将其情况记入现病史。如询问出该患者有"血压升高"情况，因与本次"咳嗽、咳痰"病史不相关，故应记入既往史。

示例 2：

现在我来了解一下您的血压情况，好吗？	
1. 您过去血压情况怎样？	血压高。
2. 血压最高达到多少？	160/90mmHg。
3. 是哪一年发现的？	5 年前。
4. 去医院看过没有？	在当地卫生院确诊的。
5. 测了几天血压确诊的？	连续测了 3 天。
6. 当时有什么不舒服吗？	持续头痛。
7. 医生给开药了吗？开的什么药？用药量是多少？	开了。医生说心率快、血压高，开了"倍他乐克"。每天 1 次，每次 1 片(具体用量不详)，口服。
8. 您按医嘱服药了吗？血压控制得如何？	5 年来都是规律服药的，现在血压正常。

(六) 个人史

1. 社会经历：包括出生地、居住地区和居住时间、受教育程度、经济状况和业余爱好等。

2. 职业及工作条件：包括工种、劳动环境、对工业毒物的接触情况及时间。

3. 习惯与嗜好：起居与卫生习惯、饮食的规律与质量。烟酒嗜好时间与摄入量，以及其他异嗜物、麻醉药品、毒品等。

4. 有无不洁性交及性病史。例如：

"您出生在哪里？""那也是您长大的地方吧？""到其他地方读书或工作过吗？""有没有在其他地方长住过？""有没有去过一些流行病暴发之类的地方？"（特别留意疫源地和地方病流行区）

"您在哪里工作呢？""那里的劳动环境和工作条件怎样？""工作中会接触到有毒物质吗？""平时会不会觉得工作压力大？""您现在住的地方环境怎样？""生活压力如何？"

"您是否喜欢抽烟？""几年了？""平均每天几支？""有没有戒烟？""是否喜欢喝酒？""喝了几年？""平均每天喝多少？"

"有没有去看过泌尿科的医生？"（询问不洁性交史的委婉问法）

(七)婚姻史

记述未婚或已婚、结婚年龄、配偶健康状况、夫妻关系等。例如：

"您结婚了吗？""多少岁结的婚？""爱人多大年纪了？""身体怎样？""你们夫妻关系和睦吧？"

(八)月经史和生育史

对于女性患者，应了解其月经情况，包括初潮的年龄、月经周期和经期天数，经血的量和色；经期症状，有无痛经与白带；末次月经日期、闭经日期、绝经年龄。记录格式如下。

$$\text{初潮年龄} \frac{\text{行经期（天）}}{\text{月经周期（天）}} \text{末次月经时间或绝经年龄}$$

例如：$14 \text{岁} \dfrac{3\sim 5 \text{天}}{28\sim 30 \text{天}} 2023-12-10 \text{日（或 } 48 \text{岁）}$

妊娠与生育次数和年龄，人工或自然流产的次数，有无死产、手术产、产褥感染及计划生育等情况。对于男性患者，应询问是否患过影响生育的疾病。

(九)家族史

1. 询问患者的父母、兄弟姊妹及子女健康与疾病情况。如亲友已死亡，要问明死因与年龄。

2. 家族中有无传染病(如肝炎、结核病等)、遗传性疾病(如血友病、白化病等)或与遗传有关的疾病(如糖尿病、精神病、高血压等)，有无先天性疾病或与患者同样的疾病。

3. 必要时，应了解患者非直系亲属的健康状况，如血友病，应追问其外祖父、舅父及姨表兄弟等有无类似患者，可绘出家系图，以显示详细情况。例如：

"您父母都还健康吧？""多大年纪了？""有兄弟姐妹吗？""身体怎样？""家族里有没有与您类似的疾病？""有没有传染病，比如肝炎、结核病等？有没有高血压、糖尿病、血友病这样的疾病？"

四、临床思维和问诊中的临床思维实践

临床思维是指训练有素的医生应用合乎医学诊疗逻辑的思辨方法和推理程序，根据已知的科学知识和原理，结合患者临床信息，开展临床推理，进行鉴别诊断，建立临床诊断，做出临床决策的过程。临床诊断推理是疾病诊断过程中将疾病的一般规律应用到判断特定个体所患疾病的思维过程。临床思维可在医生收集资料、发现问题、分析综合、判断决策的医疗活动中体现，也可在患者病情变化的过程中不断重复开展。因临床决策需要临床证据，故近年来临床医学逐渐从经验医学向循证医学转变。循证医学的核心思想是将临床证据、医生经验与患者意愿进行结合，来制订临床决策。循环医学贯穿于诊疗全过程，包括诊断方法和治疗方案。而医生经验直接体现临床思维。

医学生和年轻的住院医生尚无临床经验，对临床思维的感受往往是信息杂、资料少，疾病变、诉求多，知识缺、时间紧，无头绪、忙应付。临床思维只能靠"学中干，干中学"，无行之有效的临床思维工具，只能靠漫长的临床实践锤炼，个人根据悟性梳理总结。此现象成为教学和临床工作的难点和痛点之一。目前，临床思维训练和培养的有效途径探索是很多医学院校教师和临床医生努力的方向。

教师结合多年的诊断学理论和实验教学实际，紧紧围绕"诊断"两个字展开思考和研究。"诊"有察看、验证、验看、辨别、权衡之意。"断"有思考判断、裁决、诊断之意，表示做决策的过程；也有判定、决定，得出诊断结果之意。二者既包括诊疗的过程，又兼顾诊疗的细则。据此，特提出临床诊断思维"十字绣"，即"问识查验断，定度因扰疗"，包括两大方面，一是临床诊断思维实施流程，二是临床诊断思维实施细则。现将其浅释如下，希望能为同学们的学习提供一种行之有效、具有一定操作性的方法。

（一）临床诊断思维实施流程

在"问识查验断"中，"问"指问诊，即病史采集；"识"有识别、斟酌、考量、辨识、鉴别之意，代表"诊断"之意；"查"指通过体格检查获得体征和有鉴别意义的阴性表现；"验"指实验室检查及器械检查等辅助检查；"断"指"诊断"。在实际运用时，需注意树立动态观察病情、及时修正诊断、调整治疗方案的意识。

在"问识查验断"中，"问、查、验"是临床诊断流程的必备内容，问诊是临床诊疗的第一步，获得患者的主观线索和疾病诊断的假设；第二步是通过体格检查寻找客观的证据，进一步补充、完善、验证、核实问诊的假设；第三步则依据问诊和体格检查提供的线索，开具合理的、有针对性的辅助检查项目，再根据检验结果进行判断，验证假设或建立新的假设。"断"是诊断流程的重要目的之一。"问识查验断"的中心思想是"识"，也就是在"问、查、验、断"的各个环节均需注意辨识、鉴别、权衡，拨开迷雾，找到真相。

（二）临床诊断思维实施细则

在"定度因扰疗"中，"定"与"诊断"意同，分为三个层次：开始的"斟酌、思考"，之后的"辨识、鉴别、甄别"，再到最后的"判定、确定"。"度"有两层意思：一读

"duó"，意为思考、判断、甄别，与"诊断"的鉴别、判别、识别有异曲同工之妙；也有"dù"的读音，是指判定疾病、症状或体征的严重程度。"因"指诱因、病因、疾病可能的影响因素等。"扰"指患者生理或心理、社会层面的困扰。"疗"指既往的诊疗经历、治疗效果，未来的诊疗计划，甚至预示着疾病的转归和预后。

临床思维过程中，判定或辨识疾病遵循实事求是、以患者为主体的原则。首先考虑常见病、多发病；再考虑器质性疾病、可治性疾病的诊断；考虑当地流行性或（和）发生传染病、地方病的可能。"定度因扰疗"在"问、查、验、断"中均可体现。同一疾病的"问、查、验"的判定、鉴别相辅相成，不能割裂，尽量以"一元论"的原则去解释"定、度、因、扰"多种的临床情况。

以下举例说明临床思维细则"定度因扰疗"在问诊中的部分应用，以便帮助同学们梳理问诊要点，提供思路和参考。

示例3：

病史	患者，男，15岁。因"颜面及双下肢水肿6天，血尿3天"就诊。	
定	判定性别、年龄、急缓、疾病所属科室，判定症状；也可用于判定体征、辅助检查结果等。 问诊判定主要症状： （1）水肿：定首发部位、发展顺序、发展速度、累及范围和程度，是否为凹陷性，是否对称，加重与缓解因素（与活动及体位的关系）。	通用于每个症状、体征或辅助检查结果的判断。 •判定——全身性水肿或局部性水肿。 若判定为全身性水肿，则需继续判断属于心源性、肾源性还是肝源性水肿。 若判定为局部性水肿，还需继续判断为炎症性、静脉回流障碍或淋巴回流障碍、血管神经性水肿或黏液性水肿等。
	（2）血尿：定具体尿色（鉴别真假血尿），有无血凝块；是否为全程血尿，呈间歇性还是持续性；有无腰痛、排尿痛、高血压等；之前有无"上呼吸道感染"病史。	•判定为肉眼血尿还是镜下血尿。 若无肌红蛋白尿、血红蛋白尿、药物与食物色素等假性血尿，则判定为真性血尿。 有症状：考虑尿路梗阻、炎症、肾炎综合征等。 无症状：做尿镜检，如为肾后性均一血尿，考虑尿路结石、肾结核、肿瘤等；如为肾源性非均一血尿，考虑肾小球疾病。
度	思考、衡量某一症状的发生、发展先后有无规律；多个症状间有无联系和影响，以及症状、体征、辅助检查结果等临床资料之间的关系等；也需考虑疾病严重程度。	老年男性"无痛性血尿"，考虑膀胱癌可能性大。

度	问诊发现：青少年急性发病，出现颜面水肿、血尿，考虑肾病或肾炎可能性大。	如剧烈运动可出现运动性血尿，为生理性。 如询问患者3周前出现"上呼吸道感染"，3周后出现水肿、血尿，考虑乙型溶血性链球菌感染导致的急性肾小球肾炎可能性大；如"上呼吸道感染"后1～3天出现血尿，考虑IgA肾病可能性大。
因	诱因、病因、疾病可能的影响因素等。询问有无感染、剧烈运动、外伤、服用药物或进食特殊食物。	—
扰	问诊交流过程中须关注： 生理上患者出现肢体和颜面肿胀、血尿。 心理上出现焦虑、恐惧、紧张等情绪，社会层面担心就医、费用、预后等。	结合伴随症状考虑生理改变： 如尿中有无泡沫，有无尿量改变，有无尿频、尿急、尿痛及排尿困难，有无发热、咽痛、腰痛，有无皮疹、关节痛，有无其他部位出血，有无呼吸困难、腹胀。
疗	询问患者既往的治疗经历、用药情况，如是否曾到医院就诊，做过哪些检查，如尿常规、血常规、肾功能、腹部及泌尿系统B超；治疗情况，是否用过利尿剂和止血药物治疗，疗效如何。	权衡未来可能应用诊治的治疗方案，以及可能出现的并发症、预后等。

临床思维"十字绣"的流程和细则适用于梳理常见症状、其他病史的问诊要点，以及整理体格检查判断、辅助检查结果判读的思路。

（刘　颖　王颖川）

第三章　体格检查

体格检查的历史可追溯到 2500 年前，《希波克拉底全集》记载，诊断疾病要依据病史和系统的检查。希波克拉底通过体格检查，揭示出某些病症可引起胸内发出奇特的声响，最早发现了胸膜摩擦音和肺部啰音，还提到用叩诊鉴别腹水与腹胀，判断肝、脾的大小等。近 400 年来，体温计、血压计的问世，间接叩诊法、听诊器、叩诊锤等物理检查工具的不断被发明和完善，使体格检查成为简单、易行、方便、快捷的诊断方法之一。医生通过视诊、触诊、叩诊和听诊的基本检查方法及必备的体格检查工具，对患者进行体格检查，所发现的异常征象，即为体征。依据体格检查结果提出的诊断，称为检体诊断(physical diagnosis)。如今，体格检查已经成为疾病诊疗程序中不可或缺的重要组成部分，不仅因其重要的诊断价值，亦因为体格检查已具有仪式化意义，即具有满足患者被关注的心理需求、遵循一定医学程式、可重复进行的、固定环节的诊疗活动。在体格检查过程中，操作内容、手法、熟练程度，对检查情况的判定，对临床意义的理解，对患者的人文关怀、共情能力、职业素养的展现等，需要通过反复的练习、多次的体会，才能悟其精髓，得心应手。

一、体格检查的内容

体格检查的内容由分段体格检查，心、肺、腹部体征，全身体格检查三部分组成。其作用和学习目的各不相同。

1. 分段体格检查：包括一般检查，头颈部检查，胸廓、肺和胸膜检查，心脏和血管检查，腹部检查，脊柱、四肢和神经反射检查。其目的是熟悉体格检查的操作内容，规范操作手法，学会体格检查正常情况的判定，记录结果和汇报。

2. 心、肺、腹部体征：借助虚拟仿真模拟人设备，弥补医学生在校期间接触临床机会有限的缺点，重点将心脏听诊、肺脏听诊、腹部触诊异常情况以图片、3D 动画、操作视频、内容讲解等方式进行展示；辅以临床病例，以简明的表格补充心脏、肺脏、腹部的视、触、叩、听的体征、机制、临床意义等，意在强化规范操作，联系临床，培养临床思维。

3. 全身体格检查：在分段体格检查操作训练的基础上，旨在培养同学们系统完整地进行体格检查操作的能力，以及结合患者实际情况，能够灵活机动、合理地选择必要的体格检查项目的能力。

二、体格检查的准备工作

1. 检查者：着工作服，戴工作帽及口罩，仪表端庄，态度和蔼。

2. 准备好检查工具：血压计、体温计、视力表、听诊器、叩诊锤、压舌板、棉签、大头针或牙签、软尺、直尺、电筒等。

体格检查前
准备用物，洗手

三、注意事项

1. 检查者于体格检查前要洗手，以避免交叉感染。在检查前，须向受检者做自我介绍，说明体格检查的原因、目的和要求；结束后，要感谢受检者的合作。

2. 检查者通常站在受检者右侧，一般以右手进行检查；适当暴露检查部位，不要暴露与检查无关的部位。如腹部检查时，暴露部位为上至剑突、下至耻骨联合上缘，剑突以上（女性应遮盖乳房）及耻骨联合以下部位都应遮盖。

3. 全身体格检查力求全面、系统、重点突出、手法规范和结果正确，应按合理的顺序进行，避免重复或遗漏，也应避免不必要的反复更换受检者体位，同时要注意原则的灵活性和养成医生的体格检查习惯，以最大限度地保证体格检查的效率和速度。为方便检查，某些器官、系统，如皮肤、淋巴结、神经系统，可采取分段检查、统一记录的方式；应注意检查的进程，一般应尽量在30～40分钟内完成。

4. 全身体格检查的顺序如下。

(1)受检者取卧位时：（先取卧位）一般情况和生命体征—头颈部—前、侧胸部（心、肺）—（取坐位）后背部（肺、脊柱、肾区、骶部）—（再取卧位）腹部—上、下肢—肛门、直肠—外生殖器—神经系统（最后取站立位）。

(2)受检者取坐位时：（先取坐位）一般情况和生命体征—上肢—头颈部—后背部（肺、脊柱、肾区、骶部）—（取卧位）前、侧胸部（心、肺）—腹部—下肢—肛门、直肠—外生殖器—神经系统（最后取站立位）。

5. 体格检查时，应根据检查部位和检查内容的要求，嘱受检者采取适当体位；检查下腹部时，应嘱受检者提前排尿；切忌隔衣服检查；正确选择听诊器体件，钟型体件适用于低调音，如二尖瓣狭窄的杂音；膜型体件适用于高调音，如主动脉瓣关闭不全的杂音以及呼吸音、肠鸣音等。

6. 强调边查边想，正确评价；边查边问，核实补充。

7. 体格检查时，需展现人文关怀。检查者的手应温暖，手法应轻柔；需暖热听诊器后再听诊；检查时需关闭房门或遮挡屏风，注意遮盖受检者的隐私部位，禁止无关人员围观；检查过程中，应与受检者有适当交流，如告知听诊器体件较凉，告知检查可能出现的情况和可能引起的不适，使受检者有心理准备；适当地使用语言、眼神或肢体动作，可给予受检者安慰、肯定和鼓励；注意语言和蔼、亲切，操作手法轻柔。

8. 检查结束时，与患者简单交谈，告知重要发现、受检者应注意的事项或下一步的检查计划。如果对体征的意义把握不定，勿随意解释，以免使受检者产生误解，增加受检者的思想负担。

四、素质目标

体格检查的过程是体现医生职业素养，进行有效医患沟通，融洽医患关系的重要环节，具有仪式化的作用。

1. 体格检查过程中要注意细节，保护受检者隐私，关心、尊重受检者的感受，展现人文关怀精神。

2. 应用体格检查理论知识对患者开展规范性的诊疗，分析体征与疾病的关系、发展趋势；运用体格检查临床资料，从生理、心理、社会医学模式整体分析，逐步养成以临床医生的角度进行临床思维的思考模式；善于和患者沟通，提升团队合作能力；提升关键时刻治病救人、应急处变的能力。

3. 体格检查的过程可体现出医者严谨求实的科学态度，救死扶伤的医生职责，治病救人的高尚医德。除此以外，医生更应具有终身学习的能力、利他的职业精神，成为健康中国的建设者。

（刘　颖）

实验一 一般检查

学习目标

知识目标：

1. 掌握血压测量、浅表淋巴结检查的顺序和方法。

2. 熟悉一般检查的正常情况与常见体征的临床意义。

能力目标：

1. 能熟练地进行一般检查，并准确描述体格检查所见，正确记录检查结果。

2. 结合受检者病史，对一般检查的结果进行综合分析，明确临床意义，培养临床思维能力及科学的辩证思维能力。

重点和难点

重点：

1. 血压测量的方法和正常范围。

2. 浅表淋巴结的触诊方法。

难点：

1. 血压的测量方法及浅表淋巴结的触诊方法。

2. 能对一般检查的结果做出正确判断，形成初步临床思维。

学习内容

一、体温测量

(一)体温的测量方法及正常范围

测体温前，应先将消毒过的体温计水银柱甩至35℃以下。测量体温的常规方法有3种。

1. 腋测法：临床最常用。测量时，腋窝应无致热或降温物品，并将腋窝汗液拭干，把消毒过的体温计水银端放入腋窝顶部，并嘱受检者

生命体征测量

用上臂将体温计夹紧，10分钟后取出读数。腋温的正常值为36～37℃。本法安全、方便，不易发生交叉感染。但如测量时间不够或位置不正确，结果易不准确。

2. 口测法：将消毒后的体温计水银端置于受检者舌下，让其闭紧口唇，用鼻呼吸，5 分钟后读数。口温的正常值为 36.3～37.2℃。本法测量体温虽较可靠，但不易保持卫生，须严格消毒，且不适用于婴幼儿以及精神异常、神志不清或呼吸困难的患者。由于口腔温度易受饮食影响，因此饮水或进食之后需等待 30 分钟再测量。

3. 肛测法：用肛表测量。让受检者取侧卧位，检查者将肛表水银端涂以润滑剂（如 20％肥皂液）慢慢插入肛门内，达肛表的一半为宜（婴儿式肛表只需将水银端放入肛门即可），5 分钟后读数。肛温的正常值为 36.5～37.7℃。本法测量最准确，适用于婴幼儿及神志不清的患者。但需注意肛表不可插入太深，需以手扶，以免造成损伤。

(二)体温的记录方法

应按时将体温测定的结果记录于体温记录单上，描绘出体温曲线。多数发热性疾病的体温曲线变化具有一定的规律性，称为热型。

二、脉搏计数

受检者应安静，避免过度兴奋及活动，触诊桡动脉搏动处至少 30 秒，并计算出每分钟搏动次数。如受检者脉律不齐，需计数 1 分钟（特殊情况可触诊双侧足背动脉、耳前动脉、颈动脉、颞动脉、下颌动脉、股动脉等）。触诊时，示指近腕，环指近心端（图 3 - 1 - 1）。

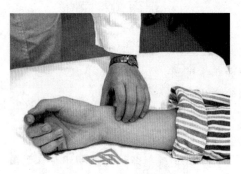

图 3 - 1 - 1　脉搏触诊

三、呼吸计数

检查脉搏结束后，手指仍应放在桡动脉处，观察受检者胸廓或腹部随呼吸而出现的活动情况，一般情况下应计数 1 分钟。由于呼吸易受主观因素的影响，因此在检查呼吸时切勿对受检者有任何暗示。

四、血压测量

血压的测定方法分为直接测压法和间接测压法。直接测压法是经皮穿刺将导管送至周围动脉（如桡动脉、肱动脉等）内，导管末端接监护测压系统，自动显示血压值。本法虽然精确、实时且不受外周动脉收缩的影响，但为有创方式，仅适用于危重、疑难病例。间接测压法即袖带加压法，以血压计进行测量。医院或诊所常用汞柱式血压计，一般测右侧肱动脉，有时需测双侧肱动脉血压。

(一)测量上肢血压

1. 嘱受检者取坐位或仰卧位，将被测上肢裸露伸直，并外展45°，使肘部和血压计与心脏处于同一水平(坐位时应平第四肋软骨，仰卧位时应平腋中线)。

2. 将血压计汞柱开关打开，放平正，并将袖带内空气完全排出，要求汞柱平面应在"0"刻度；将袖带均匀紧贴皮肤并缚于上臂，其气袖中央位于肱动脉表面(袖带气囊胶管应避开肱动脉)，其下缘距肘横纹2～3cm。袖带不可过紧或过松，以恰能放进一指为宜(图3-1-2)。

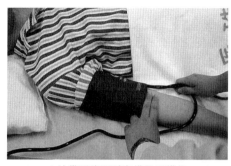
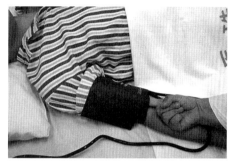
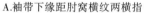

A.袖带下缘距肘窝横纹两横指　　　　　　B.松紧度恰能放进一指

图3-1-2　血压测量

3. 以手触及肘窝内侧肱动脉搏动，将听诊器体件置于该处，轻压之；旋紧与气囊相连的气球充气旋钮，右手以均匀节奏向气袖内充气，边充气边听诊，待汞柱上升到肱动脉搏动声消失后，再升高30mmHg左右；松开气球上的充气旋钮，缓慢放气(每秒下降2～6mmHg)，同时以双眼水平注视缓慢下降的汞柱表面。当第一次听到声音时，记录汞柱的高度，即为收缩压；继续放气减压，当声响消失时，此时汞柱的高度即为舒张压。血压测量结果以分数方式表示，即收缩压/舒张压，单位为mmHg，如110/76mmHg。如果动脉搏动声不消失者(如严重贫血、主动脉瓣关闭不全等)，则以变音时汞柱的高度作为舒张压值，记录形式应为110/80～0mmHg；当变音与消失音相差>20mmHg时，则同时记录第一音、变音、消失音3个读数，如170/90/60mmHg。

4. 测量结束后，将气囊排气，卷好气袖，并平整地放入血压计内，然后将血压计向右倾斜45°，使玻璃管中的汞柱完全进入水银槽后，再关闭汞柱开关和血压计。

(二)测量下肢血压

测量下肢血压的方法基本同上肢测量法。嘱受检者取俯卧位，暴露一侧下肢，将袖带束于腘窝上部3～4cm处，并将听诊器体件置于腘动脉上。下肢收缩压和舒张压的判断方法同上肢，一般下肢血压比上肢高20～40mmHg；记录时，应在血压数字的后面注上"下"字。

(三)血压的标准

据《中国高血压防治指南》(2018年修订版)，以常规诊室血压为常用方法。血压的相关标准包括正常血压、正常高值、高血压分级等(表3-1-1)。

表 3-1-1 成人血压水平的定义和分类 单位：mmHg

类别	收缩压	和/或	舒张压
正常血压	<120	和	<80
正常高值	120~139	或	80~89
高血压	≥140	和/或	≥90
1级高血压（轻度）	140~159	和/或	90~99
2级高血压（中度）	160~179	和/或	100~109
3级高血压（重度）	≥180	和/或	≥110
单纯收缩期高血压	≥140	和	<90

注：若患者的收缩压与舒张压分属不同级别时，则以较高的分级为准；单纯收缩期高血压也可按照收缩压水平分为1、2、3级。

（四）测量血压时的注意事项

1. 测量血压前，嘱受检者30分钟内不要吸烟、饮咖啡，排空膀胱，至少休息5分钟，测量时避免精神紧张，保持肌肉放松。

2. 血压计气囊的宽度应为被测肢体周径的40%（测上肢血压时成人用气囊宽度一般为12~14cm），长度应为被测肢体周径的80%。

3. 血压计应直立平放，勿倾斜，测量前血压计汞柱平面应在"0"刻度；听诊器体件不能压得太重，亦不应将听诊器体件塞于袖带与上臂之间进行听诊；加压及放气均不能太快。

4. 血压应至少测2次，间隔1~2分钟，取2次检查值的平均值作为血压值。重测时，应将气囊内残气放尽，使汞柱降到"0"刻度，并使受检者手臂舒展1~2分钟后或放气后嘱受检者高举上臂，以减轻静脉充血，再行测量。

5. 对于脑血管意外导致的偏瘫患者，应在健侧肢体进行测量。

6. 对于新入院的患者，应每天测量1次血压，连续3天。

7. 同一患者最好固定一个血压计，以免有误差。

五、发育与体型

发育以"正常"和"发育异常（超常、迟缓）"进行记录。人体的发育通常根据年龄、智力和体格成长状态（身高、体重及第二性征）之间的关系来判断。

一般状况检查

成人发育正常的指标包括：①头部的长度为身高的1/8~1/7；②胸围为身高的1/2；③双上肢展开后，左、右手指端之间的距离与身高基本一致；④坐高等于下肢的长度。正常人各年龄组的身高与体重之间存在一定对应关系。

（一）身高的测量

1. 嘱受检者脱鞋，背靠身高计，直立，将足跟、臀部及肩胛骨三点贴靠于身高计上。

2. 嘱受检者保持头部正直，使外耳道上缘和外眼角位于同一水平。

3. 将身高计规尺落到受检者的头顶上，记录刻度(cm)。

(二)体重的测量

嘱受检者立正，平稳站在体重计踏板中央；检查者调节杠杆至平衡，记录重量(kg)。如系指针体重计，则观察指针位置，记录所指数字(应在空腹时进行，并除去衣服重量)。

(三)胸围的测量

嘱受检者平静呼吸，两手下垂，检查者将带尺从受检者后侧通过肩胛下角，前侧沿乳头下缘，测量平静呼吸时胸廓的周径(cm)，并分别测量深吸气和深呼气时的胸围，二者之差即呼吸差。

(四)上、下节的测量及指距的测量

1. 上、下节的测量：成人的身长中点位于耻骨联合上缘。

(1)上节：颅顶到耻骨联合上缘。

(2)下节：耻骨联合上缘到脚底。

2. 指距的测量：嘱受检者两臂向两侧平伸，两手转向水平位，测量左手最长指尖至右手最长指尖之距离(cm)。

(五)体型

成人的体型分为无力型、正力型、超力型 3 型。

1. 无力型(瘦长型)：颈长，肩窄，胸扁平，腹上角＜90°。

2. 正力型(匀称型)：多数正常成人的体型。体型匀称，腹上角约为90°。

3. 超力型(矮胖型)：颈粗短，肩宽，胸围大，腹上角＞90°。

六、营养

根据皮肤、毛发、皮下脂肪、肌肉的发育情况综合判断。最简单而迅速的检查方法是查看皮下脂肪的充实度，最方便、最适宜的部位是前臂屈侧或上臂背侧下 1/3 处，也可动态观察体重的变化。体重指数(body mass index，BMI)是国际上常用的衡量人体胖瘦程度以及是否健康的一个较为常用的标准，BMI＝体重(kg)/身高(m)^2。

临床上，营养状态分为良好、中等、不良 3 个等级(表 3-1-2)。

表 3-1-2 营养状态的分级

身体组织	良好	中等	不良
黏膜	红润		干燥
皮肤	光泽、有弹性		弹性差
皮下脂肪	丰满、有弹性		菲薄
肌肉	充实、丰满	介于两者之间	松弛无力
指甲	润泽		粗糙、干裂
毛发	有光泽		稀疏、枯黄
肋间隙及锁骨上窝	平坦，无凹陷		凹陷，骨骼突显

七、意识状态

一般通过与受检者交谈了解其思维、反应、情感和定向力(时间、地点、人物);对较为严重者,应做痛觉试验和各种反射(瞳孔对光反射、角膜反射、腹壁反射、膝反射等)检查来判断。

意识障碍可表现为嗜睡、意识模糊、谵妄、昏睡、昏迷。

八、面容与表情

健康人表情自然,神态安怡。患病后,因病痛困扰,常出现痛苦、忧虑或疲惫的面容与表情。某些疾病发展到一定程度时,可出现特征性的面容与表情,对疾病的诊断具有重要价值。常见的特征性面容及其临床意义见表3-1-3。

表 3-1-3 常见的特征性面容及其临床意义

类型	面容特点	临床意义
急性病容	痛苦,潮红,结膜充血,鼻翼扇动	急性感染性疾病,如流感、大叶性肺炎等
慢性病容	萎靡,憔悴,疲乏,面色晦暗	慢性疾患,肿瘤,结核,肝、肾疾患
二尖瓣面容	面色晦暗,口唇发绀	风湿性心脏病(二尖瓣狭窄)
肝病面容	面部及全身色素沉着,可见蜘蛛痣及毛细血管扩张	慢性肝脏疾患
肾病面容	面色苍白无华,眼睑水肿乃至全身水肿	慢性肾脏疾患
贫血面容	面色苍白,疲惫不堪	各种贫血
甲亢面容	呈焦虑状,眼亮而有神,眼裂大,眼球突出	甲状腺功能亢进症
甲减面容(黏液性水肿)	面色蜡黄或苍白,面部水肿,皮粗,唇厚,目光呆滞,反应迟钝,舌肥大	甲状腺功能减退症
肢端肥大症面容	头大,面长,耳、鼻大,唇舌厚,反咬颌	肢端肥大症
满月面容	向心性肥胖(满月脸、水牛背、球形腹、四肢相对较瘦),痤疮,多毛	皮质醇增多症,长期大量应用肾上腺皮质激素
苦笑面容	面肌痉挛,呈苦笑状,牙关紧闭	破伤风
伤寒面容	淡漠无欲,反应迟钝	伤寒,脑脊髓膜炎,脑炎等

九、体位

体位即受检者身体所处的状态,有自主体位、被动体位、强迫体位之分(表3-1-4)。

表 3-1-4 临床常见体位及其临床意义

体位		表现	临床意义
自主体位		自如，行动不受限制	正常、轻症及疾病早期
被动体位		丧失自行调整体位的能力	极度衰弱，神志不清
强迫体位	强迫坐位（端坐呼吸）	呼吸极度困难，双腿下垂，双肩高耸（有助于呼吸肌运动，增加肺通气量，减少回心血量）	急性左心衰竭，支气管哮喘以及各种心、肺功能不全
	强迫仰卧位	双腿蜷曲仰卧，使腹肌紧张度降低，从而减轻腹部剧痛	急性腹膜炎
	辗转体位	坐卧不安，辗转反侧	胆石症，胆道蛔虫症，肾绞痛
	强迫俯卧位	俯卧，以减轻脊背肌肉的紧张程度	脊柱疾病
	强迫蹲位（蹲踞）	因呼吸困难而终止行走或活动，被迫下蹲（膝胸位），以缓解症状	先天性发绀型心脏病
	强迫停立位	行走中因心前区或下肢疼痛（间歇性跛行）而被迫止步，需休息片刻，以改善局部缺血、缺氧状态，缓解疼痛症状	心绞痛，下肢动脉狭窄
	角弓反张位	颈和脊背肌肉痉挛强直，头后仰，背过伸，躯干呈弓形	破伤风，小儿脑膜炎

十、姿势步态

1. 姿势：指举止的状态。
2. 步态：指走动时所表现的姿态。特殊步态的表现及诊断意义见表 3-1-5。

表 3-1-5 特殊步态的表现及临床意义

步态	表现	临床意义
蹒跚步态	行走如鸭步，左右摇摆	佝偻病，先天性髋关节脱位，大骨节病
跨阈步态	患足软瘫下垂，行走时必须抬高下肢才能起步	腓总神经麻痹
共济失调步态	高抬脚后骤然垂落，双目向下注视，两脚间距宽，闭目不能保持平衡	脊髓病变
慌张步态	身体前倾，小步急速趋行，有难以止步之势	震颤麻痹，帕金森病
醉酒步态	步态紊乱，失去重心	小脑疾病，酒精及巴比妥中毒
剪刀步态	下肢伸肌及内收肌张力增高，使行走时双腿内收过度，呈剪刀状交叉	脑性瘫痪，截瘫

十一、皮肤

(一)颜色

检查皮肤颜色时,需注意有无苍白、发红、发绀、黄染、色素沉着、色素脱失等。

(二)湿度

皮肤的湿度主要受汗液分泌情况影响,其病理变化包括以下几种。

1. 多汗:见于风湿病、甲状腺功能亢进症、低钙血症、布氏杆菌病等。

2. 盗汗:指夜间睡后出汗,醒后自止;见于结核病。

3. 冷汗:指手、足皮肤发凉而大汗淋漓;见于休克、虚脱、惊恐等。

4. 无汗:指汗液分泌异常减少或无汗液分泌;见于黏液性水肿、硬皮病、脱水等。

(三)弹性

皮肤弹性的判定方法:用右手示指和拇指将皮肤捏起来(多取手背或上臂内侧肘上3~4cm处),片刻后松手,观察皮肤皱褶平复的情况,以"良好、减弱"记录之。

(四)皮疹

观察皮疹的部位、出现与消失的时间、出疹顺序,以及皮疹的分布、大小、颜色、形状,压之是否褪色,有无脱屑,有无瘙痒。常见皮疹及其临床意义见表3-1-6。

表3-1-6 常见皮疹及其临床意义

皮疹类型	形态特征	临床意义
斑疹	不凸出皮肤表面,局部发红	丹毒,斑疹伤寒,风湿性多形性红斑等
丘疹	凸出皮肤表面,色红	药物疹,麻疹,湿疹等
斑丘疹	丘疹周围有皮肤发红的底盘	风疹,猩红热,药物疹等
荨麻疹	高出皮面,呈白色或红色风团样,有局限性皮肤水肿,速起速落	各种过敏反应
玫瑰疹	颜色鲜红,圆形斑疹,压之褪色,以胸腹部多见	伤寒,副伤寒

(五)出血

根据出血斑点的大小分类,具体见表3-1-7。

表3-1-7 常见的出血斑点及其临床意义

类型	直径	临床意义
瘀点	<2mm	血液病,血管性疾病,严重感染,败血症,毒物或药物中毒等
紫癜	3~5mm	
瘀斑	>5mm	
血肿	大片出血伴皮肤隆起	

出血点与充血疹的重要鉴别点在于前者压之局部不褪色，小红痣尽管加压时不褪色，但它高于平面且表面光亮。

(六)蜘蛛痣与肝掌

蜘蛛痣与肝掌是由于肝功能异常，不能有效灭活雌激素所致；见于急、慢性肝脏疾病，肝硬化等。

蜘蛛痣为皮肤小动脉末端分支性扩张所形成的小血管痣，中心直径大小不一，小如针尖，大至数厘米不等，连接中心可见多条蜘蛛足样分布的毛细血管网，以棉签或火柴杆点压其中心，毛细血管网消失，去除压力后重现。蜘蛛痣好发于颜面、颈、前胸、肩部、手背、上臂等上腔静脉分布的范围内。

肝掌见于大、小鱼际处，发红，压之褪色。

(七)水肿

组织间隙及皮下组织有液体积聚过多，使组织肿胀，称为水肿。水肿分为凹陷性水肿(按压局部出现凹陷，多为水钠潴留所致)和非凹陷性水肿(黏蛋白或淋巴液积聚所致)。前者见于心、肝、肾等疾患，后者见于黏液性水肿、丝虫病等。

水肿的检查方法：常用视诊和触诊。用右手示指按压内踝或胫前3秒，观察30~40秒，看压痕是否恢复。

水肿根据程度不同，可分为轻度、中度和重度。

1. 轻度水肿：眼睑或下肢踝部、胫前出现水肿，指压后可见组织轻度凹陷，平复较快。

2. 中度水肿：全身疏松组织均有可见性水肿，指压后可出现明显的或较深的组织凹陷，平复缓慢。

3. 重度水肿：全身组织水肿，身体低垂部位皮肤绷紧发亮，甚至可有液体渗出。

(八)皮下结节

检查时，应注意结节的大小、形态、部位、硬度、活动度、触痛与否以及有无瘘管、窦道等。常见的皮下结节见表3-1-8。

表3-1-8 常见皮下结节

结节类型	特点
风湿结节	呈豌豆大小，质硬，无触痛，多位于关节附近，以及长骨骺端等骨质隆起或肌腱附着处
Osler小结	呈蓝色或粉红色，有压痛，位于指尖、足趾、大鱼际或小鱼际肌腱处，见于感染性心内膜炎等
痛风结节	呈黄白色结节，大小不一，位于外耳郭、跖趾关节、指(趾)关节、掌指关节处
囊蚴结节	呈豆状，硬韧，可推动小结，无粘连，不痛不痒，位于皮下肌肉表面，多见于猪绦虫囊蚴结节
结节性多动脉炎结节	沿浅表动脉走行排列及分布
肿瘤转移结节	局部炎症反应不明显，但生长迅速

(九)瘢痕

瘢痕指皮肤外伤或病变愈合后结缔组织增生形成的斑块。

(十)毛发

观察体毛、腋毛、阴毛、头发、胡须的多少、分布、颜色。

十二、淋巴结检查

正常情况下，浅表淋巴结很小，直径为 0.2～0.5cm，质地柔软、光滑，可活动，无触痛及粘连，不易触及。

检查内容：如触及肿大淋巴结，应注意其部位、大小、数目、质地、压痛、活动度、有无粘连，以及局部皮肤有无红肿、破溃、瘘管和瘢痕等。

根据肿大淋巴结的收集范围，可追根求源，查找病灶起源。浅表淋巴结的收集范围如表 3-1-9 所示。

表 3-1-9　浅表淋巴结组群与淋巴液收集范围

淋巴结组	淋巴液收集范围
耳后、枕部淋巴结	头皮
颌下淋巴结	口底、颊黏膜、齿龈
颏下淋巴结	颏下三角区组织、唇、舌
颈前淋巴结	鼻咽部
颈后淋巴结	咽喉、气管、甲状腺
左锁骨上淋巴结	食管、胃
右锁骨上淋巴结	气管、胸膜、肺
腋窝淋巴结	躯干上部、乳腺、胸壁
腹股沟淋巴结	下肢、会阴

检查方法：通常采用视诊和触诊进行检查。触诊是淋巴结的主要检查方法。检查者将示、中、环三指并拢，并将其指腹平放于被检查部位的皮肤上进行滑动触诊。滑动是指腹按压的皮肤与皮下组织之间的滑动，滑动的方式应取相互垂直的多个方向或转动式滑动。

检查顺序：耳前、耳后、枕部、颌下、颏下、颈前、颈后、锁骨上、腋窝、滑车上、腹股沟、腘窝部位的表浅淋巴结。耳前、耳后、枕部、腹股沟淋巴结的触诊无特殊姿势。现将其他区域淋巴结的触诊方法分述于下。

(一)颌下及颏下淋巴结触诊

检查者站于受检者之前，嘱受检者头稍低、偏向左侧(检查侧)，检查者以左手扶住其头部，用右手指腹分别触摸左侧颌下及颏下淋巴结(图 3-1-3，图 3-1-4)。以同法触摸右侧颌下淋巴结。

全身浅表淋巴结
触诊

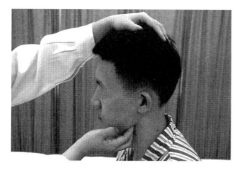
图 3-1-3 颌下淋巴结触诊

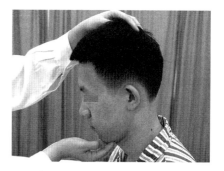
图 3-1-4 颏下淋巴结触诊

(二)颈部淋巴结触诊

对于颈部淋巴结(图 3-1-5),需要进行颈前淋巴结和颈后淋巴结的触诊。

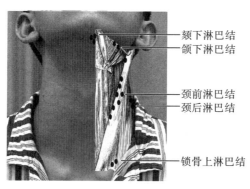

颏下淋巴结
颌下淋巴结

颈前淋巴结
颈后淋巴结

锁骨上淋巴结

图 3-1-5 颈部淋巴结

1. 颈前淋巴结触诊:检查者将一手放在受检者头部,嘱其头稍低,偏向检查侧,保持颈肌放松;用另一手的示、中、环三指指腹沿胸锁乳突肌表面及前缘由浅入深进行滑动触诊(图 3-1-6)。

2. 颈后淋巴结触诊:检查时,受检者的头部应向检查侧倾斜,颈肌放松,检查者沿斜方肌前缘由浅入深滑动触诊(图 3-1-7)。

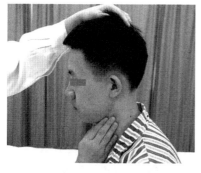
图 3-1-6 颈前淋巴结触诊

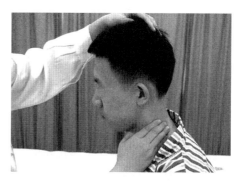
图 3-1-7 颈后淋巴结触诊

(三)锁骨上淋巴结触诊

1. 嘱受检者取坐位或卧位,头部稍向前屈曲。

2. 检查者用双手进行触诊,与受检者面对面,以左手触诊右侧、右手触诊左侧,由浅部逐渐触摸至锁骨后深部(图3-1-8)。

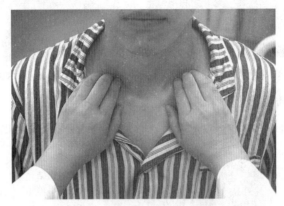

图 3-1-8 锁骨上淋巴结触诊

(四)腋窝淋巴结触诊

腋窝部淋巴结的分布如图3-1-9所示。

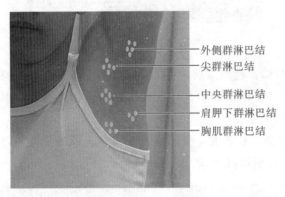

外侧群淋巴结
尖群淋巴结
中央群淋巴结
肩胛下群淋巴结
胸肌群淋巴结

图 3-1-9 腋窝淋巴结

1. 嘱受检者取坐位或卧位,两臂松弛;检查者面对受检者,以右手检查其左侧淋巴结、左手检查其右侧淋巴结。

2. 检查左侧腋窝淋巴结时,检查者以左手握住受检者左腕向外上屈肘外展,并抬高45°;将右手示指、中指、环指并拢,以指腹贴近胸壁,向上逐渐达腋窝顶部,先触诊尖群;再轻轻向内下方滑动,触诊中央群;然后将手指掌面转向腋前壁,触诊胸肌群;再将手指掌面再转向后方,触诊肩胛下群;最后翻掌向外,将抬高的上肢下垂,触诊腋窝外侧群(图3-1-10)。

3. 用左手以同样的方法检查受检者右侧腋窝淋巴结(图3-1-11)。

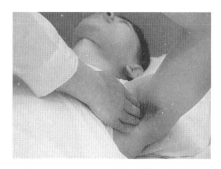

图 3-1-10　左侧腋窝淋巴结触诊

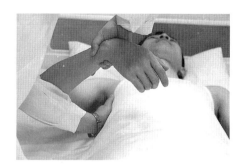

图 3-1-11　右侧腋窝淋巴结触诊

(五)滑车上淋巴结触诊

1. 嘱受检者取坐位或卧位,检查者以右手检查其左侧淋巴结、左手检查其右侧淋巴结。

2. 检查右侧滑车上淋巴结时,检查者用右手握住受检者右手腕,抬至胸前,并嘱受检者用力屈肘,看清肱二头肌、肱三头肌之间的肌沟,然后放松,将左手掌面向上,用小指抵住肱骨内上髁,将示、中、环指并拢,于肱骨内上髁上 3～4cm 处肱二头肌、肱三头肌之间的肌沟内滑动触摸(图 3-1-12)。

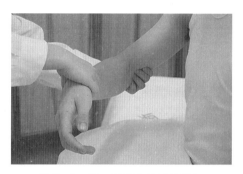

图 3-1-12　滑车上淋巴结触诊

3. 用左手以同样方法检查受检者左侧滑车上淋巴结。

(六)腹股沟淋巴结触诊

嘱受检者取仰卧位,将髋关节稍屈曲,检查者以并拢的右手示指、中指、环指指腹沿腹股沟滑动触诊横组淋巴结(图 3-1-13),然后在大腿内侧腹股沟下方沿大隐静脉走向滑动触诊纵组淋巴结(图 3-1-14)。

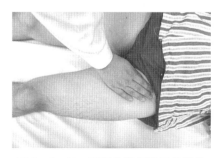

图 3-1-13　腹股沟横组淋巴结触诊

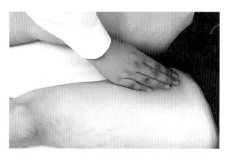

图 3-1-14　腹股沟纵组淋巴结触诊

(七)腘窝淋巴结触诊

检查者以右手扶起或托起受检者小腿，以左手于腘窝处触摸淋巴结(图 3-1-15)。

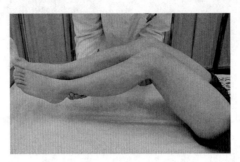

图 3-1-15　腘窝淋巴结触诊

（曾　丹　邵锦霞）

实验二 头颈部检查

知识目标：

1. 掌握眼球运动、瞳孔对光反射、角膜反射、咽部、气管及甲状腺的检查内容及方法。

2. 熟悉头颈部检查的正常情况与常见体征的临床意义。

能力目标：

1. 能熟练地进行头颈部检查，并准确描述检查所见，正确记录检查结果。

2. 结合受检者病史，对头颈部的检查结果进行综合分析，明确临床意义，培养临床思维能力及科学的辩证思维能力。

重点：

眼球运动、瞳孔对光反射、角膜反射、咽部、气管及甲状腺的检查方法。

难点：

1. 甲状腺的触诊方法。

2. 对头颈部检查的结果做出正确判断，养成临床思维。

一、头部检查

(一)头发和头皮

1. 头发检查：注意其颜色、疏密度，脱发的类型、发生部位、性状与头发改变的特点。

2. 头皮检查：用双手拨开头发，注意头皮颜色、头皮屑，有无头癣、疖痈、外伤、血肿及瘢痕等。

头颅及眼睛
检查

(二)头颅

1. 视诊：注意其大小、外形变化，有无异常活动。头颅的大小以头围来衡量，以软尺自眉间绕到枕骨粗隆水平进行测量。

（1）不随意运动：见于震颤麻痹、舞蹈病。

（2）点头运动：头部随颈动脉搏动而呈点头样运动（Musset 征），见于重度主动脉瓣关闭不全。

2. 触诊：了解其有无压痛和异常隆起。

（三）颜面及其器官

1. 眼：眼的外部结构如图 3-2-1 所示。

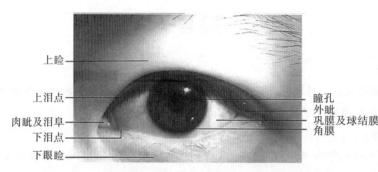

图 3-2-1　眼的外部结构

（1）眉毛：有无脱落或过于稀疏。

（2）眼睑：有无水肿、倒睫、上睑下垂、闭合障碍，双侧睑裂是否对称。

（3）泪囊：嘱受检者向上看，检查者用双手拇指轻压受检者内眦下方，即骨性眶缘下内侧，挤压泪囊，同时观察有无分泌物或泪液自上、下泪点溢出。当有急性炎症时，应避免做此项检查。

（4）结膜：包括睑结膜、穹隆部结膜与球结膜。注意观察结膜有无充血、水肿、苍白、出血、滤泡、颗粒等。结膜充血伴分泌物，见于急性结膜炎；结膜苍白，见于贫血；大片结膜下出血，见于高血压、动脉硬化；结膜上有颗粒及滤泡，见于沙眼。

下睑结膜检查：检查者用双手拇指置于受检者下眼睑中部，请受检者向上看，同时向下牵拉睑缘，观察下眼睑结膜、穹隆结膜、球结膜及巩膜。

上睑结膜检查：检查者用示指和拇指捏住受检者上睑中、外1/3交界处的边缘，嘱受检者向下看，此时轻轻向前下方牵拉，然后使示指向下压迫睑板上缘，并与拇指配合将睑缘向上捻转，即可将眼睑翻开（图3-2-2），观察上眼睑结膜和穹隆结膜。翻眼睑时，动作要轻巧、柔和，以免引起受检者的痛苦和流泪。检查后，轻轻向前下方牵拉上睑，同时嘱受检者往上看，即可使眼睑恢复正常位置。检查者以右手检查左侧眼睑、左手检查右侧眼睑。

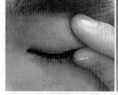
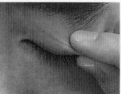
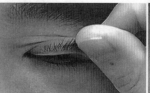
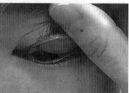

A.捏　　　　　　　B.牵拉　　　　　　　C.捻转　　　　　　　D.翻开

图 3-2-2　翻上睑法

(5)眼球：具体检查方法如下。①观察眼球有无突出及下陷：双眼球突出见于甲状腺功能亢进，单侧眼球突出多是由局部炎症或眶内占位病变所致，双眼球下陷多见于严重脱水的患者，单眼球下陷多见于 Horner 综合征。②检查眼球运动：一般先检查左眼，后检查右眼。嘱受检者取坐位或仰卧位，检查者面对受检者或站在受检者右侧，嘱受检者头部固定不动，或检查者用左手拇指按其颏部予以限制，仅使眼球随检查者手指移动。检查者伸右臂，竖示指，距受检者左眼前 30~40cm 处，嘱受检者注视示指的移动，手指按受检者的左水平—左上—左下、右水平—右上—右下 6 个方向，依序检查左眼眼球运动；检查完一个方向后，先将手指恢复至中线，再检查另一方向。以同样方法检查右眼。注意受检者眼球转动的幅度、灵活性。每一方向代表双眼的一对配偶肌的功能(图 3-2-3)。若有某一方向运动受限，提示该对配偶肌功能障碍，并伴有复视。③检查眼球震颤：即眼球发生一系列有规律的快速往返运动。自发性的眼球震颤见于耳源性眩晕、小脑疾病和视力严重低下等。检查者将手指放在离受检者 30~40cm 处，嘱受检者眼球随检查者手指所示方向(水平或垂直)运动数次，观察是否出现震颤。④检查有无斜视：先用不透明物遮住受检者一侧眼睛，嘱受检者用另一侧眼凝视光源，取下遮蔽物后，如眼球偏斜，即为斜视。⑤检查有无复视：嘱受检者注视光源，如看到两个光点，即为复视。

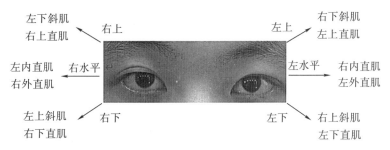

图 3-2-3　眼球运动及相应的配偶肌

(6)角膜：注意其透明度，以及有无混浊、云翳、白斑、软化及溃疡等。

检查方法：用斜照光更易观察其透明度。

角膜反射：①嘱受检者睁眼，向对侧上方注视，先查左侧，后查右侧。②检查者以棉丝从受检者视野外侧接近并轻触角膜外侧(需避开睫毛)。③观察有无眼睑闭合反射。被刺激侧迅速闭眼，称为直接角膜反射；如对侧也出现眼睑闭合反应，称为间接角膜反射。以"灵敏、迟钝、消失"记录之。

角膜反射检查主要用于：①评估神经系统的状态，如是否存在神经损伤或昏迷情况。②协助诊断眼部疾病，如角膜炎、角膜溃疡等。③判断麻醉深度。麻醉过浅，角膜反射灵敏；麻醉适宜，角膜反射迟钝；麻醉过深，角膜反射消失，伴有瞳孔散大。

(7)巩膜：观察有无黄染、两内眦部有无黄色斑块等。嘱受检者向内下视，暴露其外上部分，这样更容易观察有无黄疸。

(8)瞳孔：①观察两侧瞳孔大小、形状和对称性。瞳孔正常为圆形，双侧等大，直径为 3~4mm。当有青光眼或眼内肿瘤时，瞳孔可呈椭圆形；虹膜粘连时，瞳孔形状不规则；双侧瞳孔大小不等，常提示有颅内病变，如脑外伤、脑肿瘤、脑疝等；双侧瞳孔缩小，常见于有机磷农药中毒，以及吗啡、氯丙嗪药物反应等；双侧瞳孔散大伴对光反射消失，为濒死状态的表现。②对光反射。直接对光反射：请受检者双眼平视前方，检查者以右手执手电筒，使手电光由外向内移动，直接照射左侧瞳孔，并观察左侧瞳孔是否立即缩小，离开光源后，瞳孔迅速复原（图3-2-4A）；用同样方法检查右侧瞳孔。间接对光反射：嘱受检者双眼平视前方，检查者用手隔开其双眼（注意避免被检眼睛受到光线照射，形成直接对光反射），用手电光直接照射右侧瞳孔，并观察左侧瞳孔的动态反应（图3-2-4B）；用同样的方法检查右侧瞳孔。观察瞳孔对光反射时，以"灵敏、迟钝、消失"进行记录。瞳孔对光反射迟钝或消失，见于昏迷患者。③集合反射。嘱受检者注视1m以外的目标（通常是检查者的示指尖），要求指尖与眼球同高，然后将目标逐渐移近眼球（直至距眼球约10cm），正常人此时可见双眼内聚、瞳孔缩小，称为集合反射。当动眼神经功能受损时，睫状体和双眼内直肌麻痹，集合反射消失。

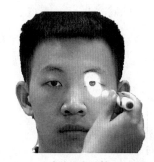 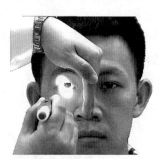

A.直接对光反射　　　　　　　　　B.间接对光反射

图3-2-4　瞳孔对光反射

2. 耳：具体检查方法如下。

（1）外耳：注意耳郭（即耳廓）的外形、大小、位置和对称性，有无皮损、结节、畸形和红肿。检查左耳时，嘱受检者头部转向右侧，检查者将左手拇指放在其左耳屏前向前牵拉，右手中指和环指将耳郭向后上方牵拉（图3-2-5），拇指和示指持手电筒，观察外耳道的皮肤、有无溢液以及耳郭是否有牵涉痛。用同样方法检查右耳。

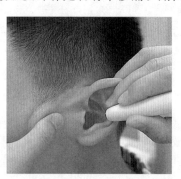

图3-2-5　外耳道检查

耳、鼻、口腔
检查

（2）乳突：观察皮肤有无红肿，按压乳突有无压痛，以先左后右的顺序进行检查。

（3）粗测听力：在静室内，嘱受检者闭目坐于椅子上，并用手指堵塞一侧耳道；检查者持手表或以拇指与示指互相摩擦，自1m以外逐渐移近受检者耳部（摩擦的手指距离检查者及受检者的耳部几乎相等），直到受检者听到声音处，测量距离。以同样方法检查另一耳。比较两耳的测试结果，并与检查者（正常人）的听力进行对照。

3. 鼻：需要检查以下内容。

（1）视诊外鼻：注意鼻皮肤颜色、鼻外形，有无鼻翼扇动。

（2）触诊外鼻：检查者用右手示指从受检者鼻根部（两眼内眦之间）逐渐向下触诊至鼻尖，再以示指和拇指触诊鼻翼，检查有无压痛。

（3）观察鼻前庭：嘱受检者头稍后仰，检查者用左手拇指将其鼻尖轻轻上推，用手电筒照射，观察鼻前庭和鼻腔，包括皮肤、鼻毛分布，有无毛囊炎、疖，以及鼻中隔有无偏曲、穿孔，注意鼻腔黏膜有无充血、水肿，鼻腔内有无分泌物及出血。

（4）检查鼻道通气状态：检查者用拇指压闭受检者一侧鼻翼，嘱受检者吸气，以判断通气状态；用同样方法检查另一侧。

（5）检查鼻窦：鼻窦的位置如图3-2-6所示。①额窦：检查者以两手固定受检者头部，将双拇指置于眼眶上缘内侧，向后、向上按压，询问有无压痛以及两侧压痛有无区别。②筛窦：检查者双手固定于受检者的两侧耳后，将拇指分别置于受检者鼻根部与眼内眦之间，向后方按压，询问有无压痛。③上颌窦：检查者将双手固定于受检者的两侧耳后，并将拇指分别置于左、右颧部，向后按压，询问有无压痛，并请受检者判断两侧压痛有无差异。

当患有鼻窦炎时，患者可出现鼻塞、流涕、头痛和鼻窦压痛。

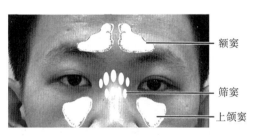

图3-2-6 鼻窦位置示意图

4. 口腔：具体检查内容包括以下几个方面。

（1）口腔气味：检查有无口臭（牙龈炎、龋齿、牙周炎等可产生臭味），牙龈出血为血腥味，糖尿病酮症酸中毒者可发出烂苹果味，尿毒症患者可发出尿味，有机磷农药中毒者口腔可闻到大蒜味。

（2）口唇：检查颜色（红、苍白、发绀），有无疱疹、干裂、皲裂、溃疡、色素沉着、口角糜烂、畸形。

（3）牙齿：有无龋齿、残根、脱齿、义齿及异常发育的牙齿，按图3-2-7的格式标明位置。

（4）齿龈：有无红肿、出血、溢脓、萎缩、铅线及色素沉着。

（5）舌：观察形态、舌质与舌苔、乳头、异常色素、溃疡，有无运动异常。

$$右 \quad \frac{87654321 \mid 12345678}{87654321 \mid 12345678} \quad 左$$

上

下

图 3-2-7　牙齿位置标示图

（6）颊黏膜：有无红肿、白膜、出血及溃疡，腮腺开口有无红肿、分泌物。

（7）咽：有无出血、水肿、溃疡、渗出物、淋巴滤泡、增殖体等。

咽部检查法：嘱受检者头略后仰，口张大，发"啊"音，检查者手持压舌板的后 1/3，在舌前 2/3 与舌后 1/3 交界处迅速下压，此时软腭上抬，在照明的配合下，即可见软腭、悬雍垂、舌腭弓、咽腭弓、扁桃体、咽后壁等（图 3-2-8）。

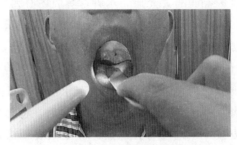

图 3-2-8　咽部检查

检查时，咽部黏膜如出现充血、红肿、黏膜腺分泌增多，多见于急性咽炎。若咽部黏膜充血，表面粗糙，淋巴滤泡呈簇状增殖，多见于慢性咽炎。扁桃体发炎时，腺体增大、红肿，扁桃体隐窝内可有黄白色分泌物或渗出物形成的假膜，易剥离。扁桃体增大分为 3 度（图 3-2-9）。

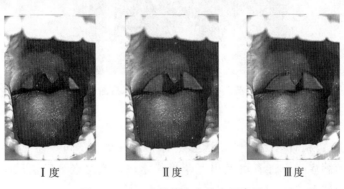

Ⅰ度　　　　　　　　Ⅱ度　　　　　　　　Ⅲ度

图 3-2-9　扁桃体大小分度示意图

Ⅰ度：超过舌腭弓，但不超过咽腭弓者。

Ⅱ度：超过咽腭弓者。

Ⅲ度：达到或超过咽后壁中线者。

5. 腮腺：位于耳屏、下颌角、颧弓共同构成的三角区内，其导管开口于上颌第二磨牙对应的颊黏膜上。腮腺正常时不易触及，肿大时可见以耳垂为中心的局部隆起，触之界限不清。检查时，需注意腮腺有无压痛以及导管开口有无分泌物。腮腺肿大主要见于急性流行性腮腺炎、急性化脓性腮腺炎及腮腺肿瘤。

二、颈部检查

(一)颈部外形

嘱受检者充分暴露颈部和肩部，观察其颈部有无畸形、两侧是否对称。

颈部检查

(二)颈部运动及姿势

嘱受检者先将头放正，然后分别做前屈、后伸、侧弯、旋转运动，观察有无活动受限。

(三)颈部皮肤与颈部包块

1. 皮肤：注意有无黄染、潮红、苍白，有无皮疹、蜘蛛痣、感染及局限性或广泛性病变(如瘢痕、瘘管、神经性皮炎、银屑病)等。

2. 包块：注意其部位、数目、大小、质地、活动度、与邻近器官的关系和有无压痛等。颈前包块需做吞咽动作与肿大的甲状腺和甲状腺来源的包块鉴别。

(四)颈部血管

1. 颈静脉：具体如下。

(1)正常颈静脉：正常人取立位或坐位时颈外静脉不显露，平卧位时稍见充盈，但充盈的水平仅限于锁骨上缘至下颌角距离的下 2/3 以内。若平卧位看不到颈静脉，提示低血容量状态。

(2)颈静脉怒张：取半坐位(上身与水平面成 30°～45°)时，颈静脉充盈的水平超过锁骨上缘至下颌角距离的下 1/3 处，或取立位与坐位时可见明显静脉充盈，即为颈静脉怒张(图 3-2-10)。颈静脉怒张常见于右心衰竭、缩窄性心包炎、心包积液或上腔静脉阻塞综合征。

(3)颈静脉搏动：多见于三尖瓣关闭不全的患者。

锁骨上缘至下颌角距离的下1/3处

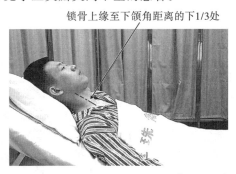

图 3-2-10 颈静脉怒张示意图

2. 颈动脉：具体如下。

(1)正常人颈动脉的搏动：安静时不易看到，仅在剧烈活动后心搏出量增加时可见，且较轻微。如在安静状态下出现颈动脉的明显搏动，则见于主动脉瓣关闭不全、高血压、动脉导管未闭、甲状腺功能亢进及严重贫血的患者。

（2）颈动脉触诊：检查者以拇指或示指、中指置于受检者颈动脉搏动处（在甲状软骨水平胸锁乳突肌内侧）触诊，并比较两侧颈动脉搏动。注意不能同时触诊双侧，以避免引起晕厥。

3. 颈部血管听诊：正常情况下，仅在颈动脉及锁骨上动脉处可听到与 S_1、S_2 相一致的两个心音，称为正常动脉音。颈部大血管区若听到血管杂音，应考虑颈动脉或椎动脉狭窄。杂音一般在收缩期明显，多为大动脉炎或动脉粥样硬化。

颈静脉杂音最常出现于右颈下部，随体位变动、转颈、呼吸等改变其性质，故与动脉杂音不同。如在右锁骨上窝听到低调、柔和、连续性杂音，则可能为颈静脉血液流入上腔静脉口径较宽的球部所产生，此静脉音为生理性，用手指压迫颈静脉后可消失。

（五）甲状腺检查

1. 视诊：嘱受检者做吞咽动作，观察其甲状腺的大小和对称性。

2. 触诊：具体如下。

（1）甲状腺峡部：检查者站于受检者前面用拇指或站于受检者后面用示指从胸骨上切迹往上触摸，可感到气管前软组织，判断有无增厚；嘱受检者吞咽，可感到此软组织在手指下滑动，判断有无增大和肿块（图 3-2-11A）。

（2）甲状腺侧叶：嘱受检者头偏向检查侧，以松弛皮肤和肌肉。

前面触诊：检查者用一手拇指施压于受检者一侧甲状软骨，将气管推向对侧，用另一手示、中指在对侧胸锁乳突肌后缘向前推挤甲状腺侧叶，并用拇指在胸锁乳突肌前缘触诊；然后配合吞咽动作，重复检查（图 3-2-11B），注意甲状腺有无肿大、变硬、压痛、结节等。用同样方法检查另一侧甲状腺。

后面触诊：类似于前面触诊。检查者用一手示、中指施压于受检者一侧甲状软骨，将气管推向对侧，用另一手拇指在对侧胸锁乳突肌后缘向前推挤甲状腺，以示、中指在其前缘触诊甲状腺；然后配合吞咽动作，重复检查。用同样的方法检查另一侧甲状腺。

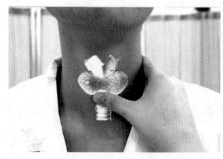 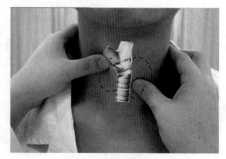

A.触诊峡部　　　　　　　　　　B.触诊左侧叶

图 3-2-11　前面触诊甲状腺

若甲状腺肿大，应注意有无震颤。

3. 听诊：有无血管杂音。

甲状腺肿大可分为 3 度。

（1）Ⅰ度：不能看出肿大，但能触及者。

（2）Ⅱ度：能看到肿大且能触及，但在胸锁乳突肌以内者。

（3）Ⅲ度：超过胸锁乳突肌外缘者。

甲状腺肿大常见于甲状腺功能亢进、单纯性甲状腺肿、甲状腺癌、桥本甲状腺炎、甲状旁腺腺瘤等。

（六）气管位置检查

嘱受检者将头部摆正，两眼平视前方，两肩等高；检查者用示指和环指分别置于受检者左、右胸锁关节上，然后将中指置于气管之上，观察中指是否在示指和环指中央；或以中指置于气管与两侧胸锁乳突肌之间的间隙，据两侧间隙是否等宽来判断气管有无偏移（图 3-2-12）。根据气管的偏移方向，可以判断病变的性质。当胸腔积液、积气、纵隔肿瘤以及单侧甲状腺肿大时，可将气管推向健侧；而肺不张、胸膜粘连等，可将气管拉向患侧。

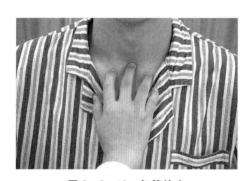

图 3-2-12　气管检查

（邵锦霞）

实验三　胸壁、胸廓、肺和胸膜检查

学习目标

知识目标：

1. 掌握肺和胸膜体格检查(视、触、叩、听)的内容和方法。

2. 熟悉胸壁、胸廓、肺和胸膜检查的正常情况与常见体征的临床意义。

3. 了解呼吸系统常见疾病的体征。

能力目标：

1. 能熟练地进行胸壁、胸廓、肺和胸膜检查，并准确描述检查所见，正确记录检查结果。

2. 辨识胸壁、胸廓、肺和胸膜检查中的正常情况和常见体征。

重点和难点

重点：

肺和胸膜体格检查的内容、方法。

难点：

1. 熟练应用视、触、叩、听完成胸壁、胸廓、肺和胸膜的体格检查。

2. 能对检查的结果做出正确判断，明确其临床意义，培养临床思维。

学习内容

一、胸、背部体表标志(图 3 - 3 - 1)

1. 骨骼标志：包括胸骨上切迹、胸骨柄、胸骨体、胸骨角、剑突、锁骨、肋骨、腹上角、第 7 颈椎、肩胛骨、肩胛下角、肋脊角。

2. 垂直线标志：包括前正中线、锁骨中线、腋前线、腋中线、腋后线、后正中线、肩胛线。

3. 自然陷窝及解剖区域：如胸骨上窝、锁骨上窝、肋间隙、腋窝、肩胛上区、肩胛间区、肩胛下区。

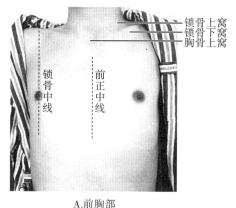

A.前胸部　　　　　　　　　　　　　B.背部

图 3 - 3 - 1　胸、背部体表标志

二、胸壁、胸廓及乳房检查

(一)胸壁、胸廓

1. 视诊:观察胸壁皮肤,检查胸壁静脉有无曲张,有无皮下气肿,肋间隙有无回缩或膨隆。需注意将视线与胸廓于同一水平观察,并比较胸的前后径与左右径,注意胸廓外形的异常改变,如有无桶状胸、佝偻病胸或局部隆起。

前侧胸视诊　　前侧胸触诊

2. 触诊:检查者用右手拇指按压受检者胸骨柄及胸骨体的中、下部,询问其有无压痛;用手掌触压胸廓左右的上、中、下三部,检查有无皮下气肿,并询问受检者有无胸壁压痛。检查者用双手按压受检者胸廓两侧,检查胸廓的弹性以及是否有挤压痛。

后胸部视诊　　后胸部触诊

(二)乳房

1. 视诊:观察双侧乳房是否对称,有无发红、水肿和皮肤回缩现象;双侧乳头是否对称,有无隆起及内陷。

2. 触诊:受检者取坐位或仰卧位。取仰卧位时,嘱受检者将手臂置于枕后;取坐位时,嘱受检者将双臂下垂,必要时双手高举或双手叉腰。检查者以受检者乳头为中心做假想垂直线和水平线,将乳房分为 4 个象限,以便于记录病变部位。

若受检者乳房无不适症状,则按照先左后右的顺序检查。如有不适,则先触诊健侧,再触诊患侧。由外上象限开始,左侧按顺时针方向,右侧按逆时针方向,由浅入深进行触诊,直至将 4 个象限检查完毕,最后触诊乳头、乳晕处。触诊时,检查者均用右手检查,将手指和手掌平置于受检者乳房上,用指腹轻轻施加压力,旋转滑动触诊,以能触及肋骨而不引起疼痛为度;用拇指和示指同时轻压乳头两侧对称部位,检查乳晕和乳头。触诊时,应注意乳房的弹性和硬度,有无压痛、包块和皮温升高;乳头有无肿块和分泌物(图 3 - 3 - 2)。

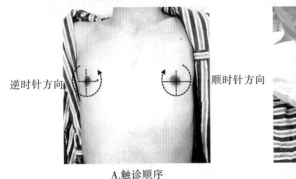

逆时针方向   顺时针方向

A.触诊顺序   B.触诊方法

图 3 - 3 - 2　乳房触诊

三、肺和胸膜检查

(一)视诊

1. 内容：观察呼吸类型、频率、深度，呼吸运动是否均衡，呼吸节律是否规整，两侧是否对称。

2. 方法：嘱受检者取仰卧位或坐位，自然呼吸，然后进行观察。

(二)触诊

1. 内容：胸廓扩张度、语音震颤、胸膜摩擦感。

2. 方法：具体如下。

(1)胸廓扩张度：在胸廓下前侧胸部及背部检查。①前胸廓扩张度：检查者将两手拇指分别沿受检者两侧肋缘指向剑突，使拇指尖在正中线两侧对称部位，指间留一块松弛的皮褶，间距约 2cm，手掌和其余伸展的手指置于前侧胸壁的对称位置。嘱受检者做深呼吸，观察比较两手的动度(两拇指随胸廓扩张而分离的距离)是否一致(图 3 - 3 - 3A)。②背部胸廓扩张度：检查者将两手平置于受检者背部约第 10 肋骨水平，拇指与后正中线平行，对称地放置于后正中线两侧数厘米处，并将两侧皮肤向中线轻推。嘱受检者做深呼吸，比较两手的动度是否一致(图 3 - 3 - 3B)。

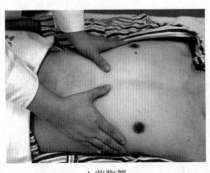
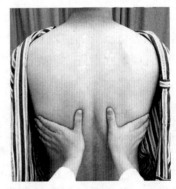

A.前胸部   B.后背部

图 3 - 3 - 3　胸廓扩张度检查

正常人平静呼吸或深呼吸时，两侧拇指随胸廓活动而对称性地离合，两侧胸廓呈对称性地张缩。

（2）语音震颤：嘱受检者取仰卧位或坐位。①前侧胸部检查：检查者将两手掌轻放于受检者胸壁的对称部位，嘱受检者用同等的强度重复发长音"yi"，双手交叉重复一次，以排除两手感觉的误差，自上而下，从内到外，比较手掌上感觉的震颤强弱是否相同，注意避开心脏检查（图3-3-4）。②后背部检查：检查肩胛间区时，将两手掌尺侧缘轻放于后胸壁的上、下对称部位；检查肩胛下区时，以肩胛线为界，将两手掌轻放于肩胛下区内、外对称部位。嘱受检者配合重复发长音"yi"，检查者需双手交叉对比检查（图3-3-5）。语音震颤的触诊部位及顺序见图3-3-6。

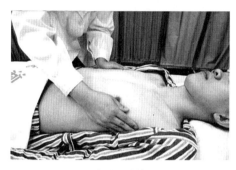
A.避开心脏检查

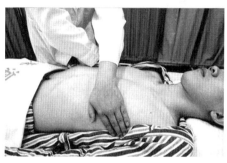
B.对称部位交叉检查

图3-3-4　前侧胸部语音震颤检查手法

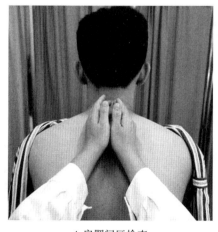
A.肩胛间区检查

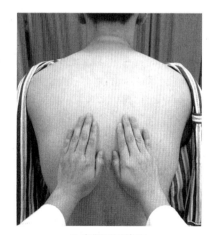
B.肩胛下区检查

图3-3-5　后背部语音震颤检查手法

（3）胸膜摩擦感：嘱受检者取仰卧位或坐位，并嘱其反复做深慢呼吸，检查者将两手掌轻轻平贴于呼吸运动幅度最大的胸廓下前侧部或腋中线第5、6肋间，感受有无如皮革样相互摩擦的感觉（图3-3-7）。

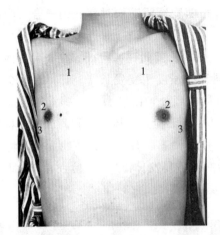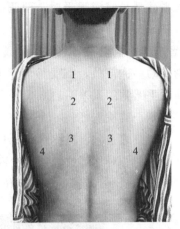

A.前侧胸部   B.背部

图 3-3-6　语音震颤的检查部位及顺序示意图

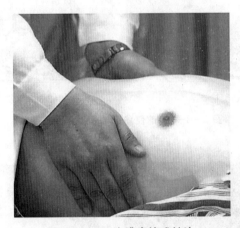

图 3-3-7　胸膜摩擦感触诊

(三)叩诊

1. 叩诊的方法：可分为直接叩诊法和间接叩诊法。

(1)直接叩诊法：检查者将右手手指并拢，以其指腹对受检者胸壁进行直接拍击。

(2)间接叩诊法：检查者以左手中指作为板指，使中

前侧胸叩诊　　后胸叩诊

指第二节指骨紧贴于叩诊部位，但勿加重压，将其他手指轻放于胸壁上，勿贴紧，以免影响音响的传导。受检者取平卧位时，板指应与肋间隙平行，紧贴于胸壁；受检者取坐位或叩诊肩胛间区时，板指应与肋骨垂直，或与脊柱平行。检查者右手中指弯曲用力，以指端垂直叩击左手中指末端指关节处或第二节指骨远端，叩诊方向应与叩诊部位的体表垂直；其余各指自然弯曲。叩诊时，应保持各手指勿变形，以腕及掌指关节活动为主，避免肘关节及肩关节参加运动。每次叩击后，右手中指应迅速抬起，离开板指，以免影响对叩诊音的判断。叩诊应有适当节奏，力度应均匀适中，每一部位

每次叩诊只需连续叩击 2 次，最多不超过 3 次。叩诊应从容进行，不能过急或过缓，需仔细分辨音响变化，同时应注意叩诊指下产生震动感觉的差异。

2. 叩诊音：具体包括以下几种。

(1)清音：正常肺部的叩诊音（肺泡叩诊音）。

(2)浊音：叩诊心脏、肝脏被肺缘遮盖部分出现的声音（相对浊音）。

(3)实音：叩诊不含气的实质脏器，如心、肝或肌肉所表现的声音（绝对浊音）。

(4)鼓音：叩诊胃、肠所表现出的声音（胃为低鼓音，肠为高鼓音）。

(5)过清音：叩诊肺气肿所表现出的声音。

3. 叩诊的体位：具体如下。

(1)一般取坐位或仰卧位，保持肌肉放松、姿势对称、呼吸均匀。

(2)叩诊前胸时，嘱受检者胸部稍向前挺。

(3)检查侧胸时，应嘱受检者将该侧手臂举起置于头部。

(4)叩诊背部时，嘱受检者将躯干稍向前弯，头略向前低，以两手轻抱对侧肩部或肘部。

(5)侧卧位时，必须两侧卧位对比叩诊，避免因体位不同而引起的差异。

4. 叩诊的顺序：自肺尖开始，从左到右，由上而下，由外向内，逐个肋间进行对比叩诊。一般先叩前胸，再叩侧胸及背部。

5. 叩诊的注意事项：具体如下。

(1)叩诊时，环境应安静，受检者应体位舒适，充分暴露叩诊部位。

(2)根据胸壁组织的厚薄、病变范围及深浅不同而叩诊力量有所不同。

(3)肺部叩诊音受肺含气量、胸壁厚薄及邻近器官的影响。如前胸上部较下部叩诊音稍浊，右肺上部较左肺上部叩诊音相对稍浊，背部较前胸叩诊音稍浊；胸壁组织增厚时（如肥胖、肌肉发达、乳房较大、水肿等），可使叩诊音变弱或较浊。

6. 叩诊的内容：具体如下。

(1)肺部叩诊音：正常肺部叩诊呈清音。

前胸部：先叩左、右锁骨上窝，然后叩第 1 至第 4 肋间，由外向内，自上而下，两侧对比叩诊。

侧胸部：自腋窝开始，沿腋中线从左到右、由上至下逐一肋间左右对比叩诊，直至变浊。

背部：肩胛间区脊柱两侧上下共 4 个部位，左、右腋后线上下共 4 个部位，左、右肩胛线上下共 4 个部位。

(2)肺上界：即肺尖的宽度，为肺在锁骨上方的清音带，正常为 4～6cm，右肺较左肺稍窄。

嘱受检者取坐位，检查者站立于受检者身后，自斜方肌前缘中央部开始叩诊，此音为清音，逐渐叩向外侧，当音响变为浊音时，用笔做标记；然后从斜方肌前缘中央部向内侧叩诊，至清音变为浊音时，再做一标记，两标记点间的距离即为肺尖的宽度。

(3)肺下界：分别于右锁骨中线，左、右腋中线，左、右肩胛线叩诊。

嘱受检者平静呼吸，从肺野的清音区(一般前胸从第 2 或第 3 肋间隙，背部从肩胛线第 7 肋间隙)开始叩诊，当清音转为浊(实)音时翻转板指，取板指叩诊部位中点下方相应的胸壁做标记，数肋间隙，并做记录。正常人平静呼吸时肺下界于锁骨中线、腋中线、肩胛线上分别为第 6、8、10 肋间隙。

(4)肺下界移动度：嘱受检者将上臂自然下垂，贴于胸侧壁。检查者观察其肩胛下角，也可触摸确定其位置。检查者用一手握住受检者肘部，稍做内收、外展动作，用另一手触摸，在上臂自然下垂时，确定肩胛下角位置，通过此角的垂线为肩胛线。

叩诊时，沿左肩胛线自上而下叩出平静呼吸时的肺下界；然后嘱受检者做深吸气后屏住呼吸，同时向下叩诊，由清音转为浊音处翻转板指做标记，为肺下界移动度的最低点。嘱受检者恢复平静呼吸，并嘱其深呼气后屏气，再由上而下叩出浊音处，为肺下界移动度的最高点。嘱受检者恢复正常呼吸，计数肋间隙，用直尺测量两个标记间的距离，即肺下界移动范围。用同样方法检查右侧肺下界及右肺下界移动度。正常人肺下界移动度为 6～8cm。

(四)听诊

1. 听诊的注意事项：包括以下几个方面。

(1)检查听诊器有无故障；佩戴听诊器时，应保持耳件与外耳道贴合。

(2)听诊环境宜安静、温暖，听诊时注意力要集中。

(3)受检者应暴露胸部，保持肌肉松弛，以免产生附加杂音。

(4)听诊器的体件须紧贴皮肤(但不宜重压)，胶管勿接触他物，且不能在体表上摩擦。

(5)肺部听诊时，受检者宜取坐位，也可取卧位，微微张口做较深呼吸，快慢宜均匀；必要时，嘱受检者咳嗽数声后立即听诊。

(6)每个部位至少应听诊 1～2 个呼吸周期。

2. 听诊的顺序：由肺尖开始，自上而下，由前胸到侧胸，然后坐起，听诊背部肩胛间区及肩胛下区，并对两侧对称部位进行比较。

3. 听诊的部位：前侧胸部为锁骨上窝，锁骨中线上、中、下部，腋前线上、下部和腋中线上、下部，左、右两侧共 16 个听诊部位。背部听诊为腋后线上、下部，肩胛间区上、下部，肩胛下区内、外部，左右两侧共 12 个部位(图 3-3-8)。根据需要，在某一部位也可多听。

前侧胸听诊

后胸听诊

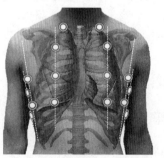

A.前侧胸部

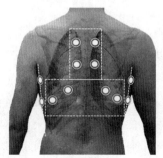

B.背部

图 3-3-8　肺的听诊部位示意图

4. 听诊的内容：具体如下。

(1)辨别正常呼吸音的分布及特点。

(2)有无异常呼吸音，如异常肺泡呼吸音(增强、减弱、粗糙、呼气延长等)、异常支气管呼吸音及异常支气管肺泡呼吸音。

(3)有无干、湿啰音。

(4)有无语音共振。①前胸部：将听诊器体件放置于语音震颤的检查位置，由上而下，分别在上、中、下3个部位从内到外对称比较。嘱受检者以相同音调重复发"yi"长音，注意语音共振有无增强或减弱。②背部：嘱受检者以相同的声音强度发"yi"长音，在肩胛间区脊柱两侧上、下部，肩胛下区内、外，对比两侧语音共振有无增强或减弱。

(5)胸膜摩擦音：嘱受检者取坐位或仰卧位，反复深呼吸，在其前下侧胸壁进行听诊。胸膜摩擦音的特征颇似一手掩耳，以另一手指在其手背摩擦时听到的声音。

(李小波　刘　颖)

实验四　心脏和血管检查

知识目标：

1. 掌握心脏和血管体格检查(视、触、叩、听)的内容和方法。

2. 熟悉心脏和血管检查的正常情况与常见体征的临床意义。

3. 了解循环系统的常见疾病，如心脏瓣膜病、冠心病等的发病机制和临床表现。

能力目标：

1. 能熟练地进行心脏及血管检查，并准确描述检查所见，正确记录检查结果。

2. 熟识心脏各瓣膜听诊区，能分辨第一心音和第二心音，辨识心脏及血管检查中的常见体征。

:::::::::: **重点和难点** ::::::::::

重点：

心脏叩、听检查的内容和方法。

难点：

1. 熟练应用心脏视、触、叩、听、血管检查方法完成相应的体格检查。

2. 能对心脏和血管检查的结果做出正确判断，明确其临床意义，培养临床思维。

:::::::::: 学习内容 ::::::::::

一、心脏检查

(一)视诊

1. 方法：嘱被检查者取仰卧位；检查者立于其右侧，先下蹲，使视线与胸廓平行，观察心前区有无隆起或凹陷；然后稍起身，使视线与心尖搏动呈切线方向，观察心前区心尖搏动及其他内容(图 3 - 4 - 1)。

心脏视诊

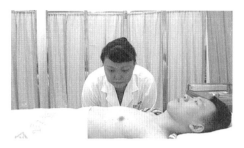

图 3-4-1 心尖搏动呈切线观察

2. 内容：包括以下几个方面。

(1)心前区有无隆起及凹陷。

(2)心尖搏动的位置、范围及强度，有无负性心尖搏动。

(3)心前区有无异常搏动。

(二)触诊

1. 方法：检查者先用右手全手掌置于受检者心前区(第一步法，图
3-4-2A)，注意心尖搏动的位置和有无震颤；然后将示指和中指并拢
(第二步法，图 3-4-2B)，用指腹确定心尖搏动的准确位置、范围、
是否弥散，有无抬举性；用全手掌在胸骨左缘第 3、4 肋间和心底部触

心脏触诊

诊，注意有无震颤、异常搏动及心包摩擦感。触诊时，按压在胸壁上的力量不宜过大，
因用力按压可降低手掌触觉感受器的敏感性，以致触不到震颤或心包摩擦感。

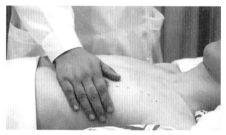

A.全手掌触诊

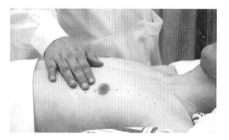

B.右手示指、中指指腹触诊

图 3-4-2 心尖搏动的触诊

2. 内容：具体如下。

(1)心尖搏动及心前区搏动：①印证视诊所见的心尖搏动的位置及其范围；②触到
视诊观察不清楚的心尖搏动；③判断心尖搏动的强度；④触诊心前区其他部位的异常
搏动。

(2)心前区震颤：将全手掌或手掌尺侧置于心脏各瓣膜听诊区及胸骨左缘第 3、4
肋间等部位，触诊有无震颤。如触诊到心脏震颤，其感觉类似于在猫喉部摸到的呼吸
震颤，表明心脏出现了器质性病变。心脏震颤需判断出现的时期，收缩期震颤紧随心
尖搏动或颈动脉搏动出现，舒张期震颤则在心尖搏动前面出现。

(3)心包摩擦感：多在胸骨左缘第 3、4 肋间触及。呼气末和前倾体位时，心脏更

靠近胸壁，触诊最佳。心包摩擦感是一种连续的、较粗糙的摩擦感，与心跳一致，屏气后不消失。

(三)叩诊

叩心界是指叩诊心脏相对浊音界，一般不要求叩诊心脏绝对浊音界。

心脏叩诊

1. 叩诊方法：先叩左界，后叩右界，自下而上，由外向内。以左手中指作为叩诊板指，叩诊时，将其平置于心前区，当受检者取坐位时，板指与肋间垂直；若受检者为平卧位，则板指与肋间平行。检查者用右手中指叩击板指，以听到叩诊音由清变浊来确定心浊音界(图3-4-3)。叩诊左界，用轻叩诊法较为准确，而叩诊右界宜使用较重的叩诊法。

叩诊心脏左界时，从心尖搏动最强点外2~3cm处开始，沿肋间由外向内，叩诊音由清变浊时，翻转板指，在板指叩诊部位中点下方相应的胸壁处做标记。如此自下而上，叩至第2肋间。然后叩右界，先沿右锁骨中线自上而下，叩诊音由清变浊时，为肝上界，于其上一肋间(一般为第4肋间)由外向内叩出浊音界，自下而上，叩至第2肋间，叩出浊音界，并做标记。

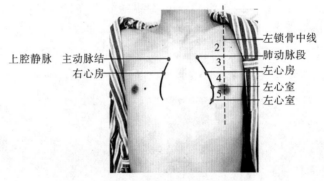

图3-4-3 心脏相对浊音界的组成

2. 心脏浊音界的测量方法：先标出前正中线和左锁骨中线，再用直尺测量左、右心浊音界各标记点距前正中线的垂直距离，结果记录如表3-4-1所示，并标注左锁骨中线与前正中线之间的垂直距离。

表3-4-1 正常人心脏相对浊音界

右界(cm)	肋间	左界(cm)
2~3	II	2~3
2~3	III	3.5~4.5
3~4	IV	5~6
	V	7~9

注：左锁骨中线距离前正中线为8~10cm。

心脏听诊

(四)听诊

1. 体位：嘱受检者取坐位或卧位，必要时可变换体位，以便于听诊。

2. 心脏各瓣膜听诊区：指心脏各瓣膜开闭时产生的声音传达至体表，听诊最清楚的部位(图 3 - 4 - 4)。

(1)二尖瓣听诊区：位于心尖搏动最强点。

(2)肺动脉瓣听诊区：位于胸骨左缘第 2 肋间。

(3)主动脉瓣听诊区：位于胸骨右缘第 2 肋间。

(4)主动脉瓣第二听诊区：位于胸骨左缘第 3 肋间。

(5)三尖瓣听诊区：位于胸骨体下端左缘，即胸骨左缘第 4、5 肋间。

3. 听诊的顺序：从心尖区开始，按逆时针方向依次听诊，即二尖瓣听诊区—肺动脉瓣听诊区—主动脉瓣听诊区—主动脉瓣第二听诊区—三尖瓣听诊区—胸骨左缘第 4 肋间。

4. 听诊内容：心率、心律、心音、额外心音、杂音、心包摩擦音。

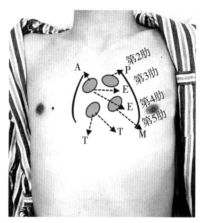

M—二尖瓣听诊区；A—主动脉瓣听诊区；E—主动脉瓣第二听诊区；P—肺动脉瓣听诊区；T—三尖瓣听诊区。

图 3 - 4 - 4 心脏瓣膜的解剖部位及各瓣膜听诊区

二、血管检查

(一)脉搏

1. 触诊方法：一般多取桡动脉。检查者用左手示、中、环三指指腹平放于受检者右侧桡动脉处，示指近腕，环指近心端。检查者用右手检查受检者的左侧桡动脉。检查脉搏频率和节律时，以单手触诊；对比脉搏强弱和动脉壁情况时，须同时触诊两侧动脉搏动(图 3 - 4 - 5)。

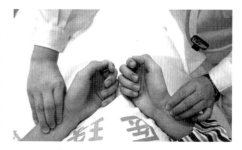

图 3 - 4 - 5 双侧对比触诊桡动脉

血管检查

2. 触诊内容：具体包括以下几个方面。

(1)脉搏的频率和节律，至少测 30 秒。

(2)脉搏的紧张度及动脉壁情况。

(3)脉搏的强弱。

(4)脉波，如水冲脉、交替脉、奇脉等。

水冲脉的检查：检查者用右手示、中、环三指指腹触诊受检者桡动脉，或用右手指的掌指关节部位正对桡动脉，握住受检者右手腕。如受检者取坐位，须将其前臂抬高过头；如受检者取平卧位，则将其前臂摆放至与身体垂直位置，感受桡动脉的搏动，判断有无水冲脉(图 3-4-6)。如脉搏迅速上升又突然下降，有如潮水冲涌，即为水冲脉。

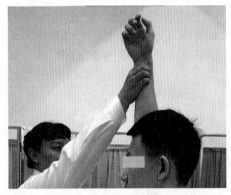
A.受检者取坐位

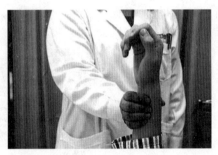
B.受检者取卧位

图 3-4-6 水冲脉的检查

(二)周围血管征

1. 枪击音：指在外周较大动脉表面处(常选择股动脉)轻放听诊器膜型体件时可闻及与心跳一致的、短促的如同射枪时的声音，故又称射枪音。

2. Duroziez 双重杂音：将听诊器体件置于股动脉上，稍加压力，在收缩期与舒张期皆可听到吹风样杂音，为连续性。

3. 毛细血管搏动征：检查者用手指按压受检者手指甲床末端，或以清洁之玻片按压其口唇黏膜，使局部发白，当心脏收缩和舒张时，发白的局部边缘发生有规律的红白交替改变，即为毛细血管搏动征。

颈动脉搏动增强、毛细血管搏动征、水冲脉、枪击音和 Duroziez 双重杂音等阳性体征可统称为周围血管征阳性。

(三)特殊情况下的检查项目

1. 同时触诊双侧桡动脉，比较二者是否一致。

2. 同时触诊双侧股动脉。

3. 同时触诊双侧足背动脉。

(刘　颖)

实验五　腹部检查

学习目标

知识目标:

1. 掌握腹部体格检查(视、触、叩、听)的内容和方法。

2. 熟悉腹部检查的正常情况与常见体征的临床意义。

3. 了解腹部常见疾病,如肝硬化、阑尾炎等的主要体征。

能力目标:

1. 能熟练地进行腹部检查,并准确描述检查所见,正确记录检查结果。

2. 能辨识腹部检查中常见的体征。

重点和难点

重点:

腹部触诊的内容和方法。

难点:

1. 熟练应用视、触、叩、听法完成腹部的体格检查。

2. 能对腹部检查的结果做出正确判断,明确其临床意义,培养临床思维。

学习内容

一、体表标志

腹部常用的体表标志包括肋弓下缘、胸骨剑突、腹上角、脐、髂前上棘、耻骨联合、腹中线、腹直肌外缘、腹股沟韧带、肋脊角。

二、腹部分区

1. 四区分法:通过脐画一水平线与垂直线,两条相交的线将腹部分为4个区,即左、右上腹部和左、右下腹部(图3-5-1A)。

2. 九区分法:以两侧肋弓下缘连线和两侧髂前上棘连线为两条水平线,左、右髂前上棘至腹中线连线的中点为两条垂直线,四线相交,将腹部划分为"井"字形九区,即左、右季肋部，左、右腰部，左、右髂部和上、中、下腹部(图3-5-1B)。

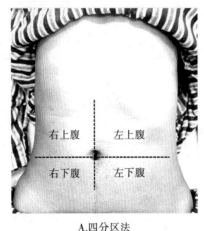

A.四分区法

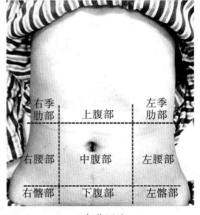

B.九分区法

图3-5-1 腹部分区示意图

三、检查内容

为避免腹部触诊和叩诊检查后影响腹部的听诊结果，临床操作过程中可按视、听、叩、触的顺序进行检查，但记录时为了统一格式，仍按视、触、叩、听的顺序进行记录。

(一)视诊

1. 方法：具体如下。

(1)检查室内应温暖，光线良好。

(2)嘱受检者排空膀胱，取低枕仰卧位，将双手自然置于身体两侧，平静呼吸，充分暴露全腹(上至剑突，下至耻骨联合)。

(3)检查者站立于受检者右侧，从上而下观察全腹，并自腹部侧面呈切线方向观察有无细小隆起或蠕动波。

腹部视诊

2. 内容：包括以下几个方面。

(1)腹部外形：是否平坦、膨隆、凹陷，有无局部隆起，注意其部位；有时局部膨隆是腹壁上的肿块而非腹腔内的病变。其鉴别方法：嘱受检者仰卧位，并做屈颈抬肩动作，使腹壁肌肉紧张，如肿块更明显，则提示肿块位于腹壁上。反之，如肿块变得不明显或消失，考虑是被收缩变硬的腹肌所掩盖，提示肿块在腹腔内。

(2)呼吸运动：有无增强或减弱。

(3)腹壁静脉：观察有无静脉曲张，并注意其部位、血流方向。

血流方向的判定方法：选择一段没有分支的腹壁静脉，检查者将右手示指和中指并拢压在静脉上，一指固定，另一指紧压静脉向外滑动，推挤血液至一段距离后，放开该指，观察静脉是否充盈。如迅速充盈，则血流方向来自放松手指侧；以同样方法放开另一指观察。

(4)胃肠型和蠕动波：嘱受检者取仰卧位，将双下肢伸直，检查者从其腹部侧面观察，轻拍腹壁后，更易于见到。

（5）腹壁其他情况：如皮疹、色素、腹纹、上腹部搏动、疝、脐部、手术瘢痕等。

（二）听诊

1. 肠鸣音：肠管蠕动时，肠内气体和液体随之流动，听到一种断断续续的咕噜声，即为肠鸣音。将听诊器体件置于右下腹（图 3-5-2），听诊肠鸣音至少 1 分钟，注意肠鸣音的次数、强度、音调。如持续听诊 2 分钟以上仍未听到肠鸣音，可用手指轻叩或搔弹腹部，若仍未听到肠鸣音，则称为肠鸣音消失。

腹部听诊

2. 血管杂音：用听诊器在腹中部，左、右上腹部，左、右下腹部，腹股沟韧带中间部位，脐周围及其左、右上方仔细听诊有无血管杂音（图 3-5-3）。如有腹主动脉狭窄、腹主动脉瘤、肾动脉狭窄、髂动脉狭窄、股动脉狭窄，则可听到血管杂音。怀孕 5 个月以上者，可听到胎儿心音。

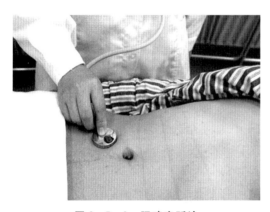

图 3-5-2　肠鸣音听诊

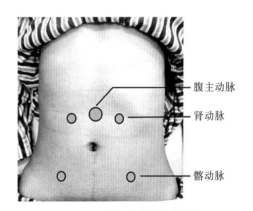

腹主动脉

肾动脉

髂动脉

图 3-5-3　腹部动脉杂音听诊部位

（三）叩诊

1. 方法：一般自左下腹开始，按逆时针方向叩诊 4 个象限，再至脐部结束；应注意叩诊音的改变。

2. 内容：具体如下。

腹部叩诊

（1）腹部叩诊音：正常情况下，腹部叩诊除肝、脾等实质性器官所在部位为浊音或实音外，其余部位为鼓音。

（2）叩诊肝浊音界：在右锁骨中线上，从肺部清音区（一般从第 3 肋间）向下叩向腹部，当清音转为浊音时，即为肝上界；从脐平面开始，向上叩至浊音时，即为肝下界。测量肝上、下界距离，右锁骨中线上肝浊音界正常为 9～11cm。

（3）肝、胆叩击痛：检查者用左手掌平放于受检者肝区、胆囊区，右手握拳，以小鱼际肌部位用轻到中等强度的力量叩击左手背（图 3-5-4），注意受检者的疼痛反应。

（4）脾脏叩诊：脾脏浊音区的确定宜用轻叩法，在左腋中线上进行叩诊，正常的浊音区在第 9～11 肋间，其长度为 4～7cm，其前界不超过腋前线。

（5）肾脏叩击痛：嘱受检者取坐位或侧卧位，检查者将左手手掌平放在受检者肾区

（即肋脊角处），右手握拳，以小鱼际肌部位用轻到中等强度的力量向左手背进行叩击（图3-5-5），询问受检者有无疼痛。

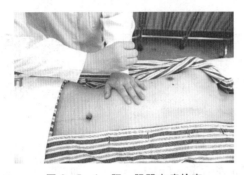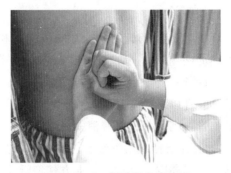

图3-5-4　肝、胆叩击痛检查　　　　图3-5-5　肾脏叩击痛检查

（6）膀胱叩诊：在耻骨联合上方进行，由脐部开始，向耻骨联合方向叩诊，当由鼓音转为浊音时，叩诊结束。

（7）移动性浊音的叩诊：嘱受检者仰卧，从脐部开始，沿脐水平向左侧方向叩诊。当叩诊音由鼓音变为浊音时，记下板指的位置；再嘱受检者取右侧卧位，稍停片刻，重新叩诊该处，听取音调是否变为鼓音。然后向右侧移动叩诊，板指移动不便时，可改变指尖方向继续叩诊，直至叩到浊音区。记下叩诊板指的位置，嘱受检者向左侧翻身180°，取左侧卧位，停留片刻后，再次叩诊，听取叩诊音之变化。如出现浊音区随体位移动而变动之现象，则为移动性浊音阳性（图3-5-6）。

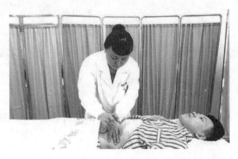

A.平卧位

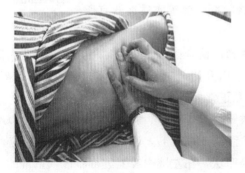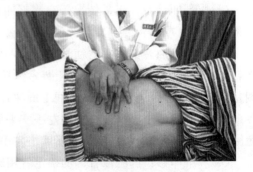

B.右侧卧位　　　　　　　　　　　　C.左侧卧位

图3-5-6　移动性浊音检查

(四)触诊

腹部触诊

触诊是腹部最主要的检查方法，目的是检查前腹壁及腹腔情况。

1. 注意事项：具体包括以下几点。

(1)嘱受检者排空膀胱，取低枕仰卧位，将双手自然置于身体两侧，两腿屈起并稍分开，使腹肌松弛。

(2)嘱受检者微微张口做平静腹式呼吸，可使膈下脏器随呼吸上下移动。

(3)检查者站在受检者右侧，前臂应与腹壁表面尽量在同一水平，检查时手要温暖，先以全手掌平放于腹壁上，使受检者适应片刻，并感受腹肌紧张度，然后按顺序触诊各部位。

(4)必要时，检查者可一边检查，一边与受检者交谈，以分散其注意力，避免其紧张。

(5)检查脾脏时，可依次取仰卧位和右侧卧位；检查肾脏时，可取平卧位、立位或坐位；检查腹部肿块时，可用肘膝位。

(6)检查顺序：①先进行浅部触诊，再进行深部触诊；②先健侧，后患侧，即先从健康的无病痛部位开始，逐渐移向病痛部位；③如无明确病痛部位时，先从左下腹开始，以逆时针方向至右下腹，依次检查腹部各区，再至脐周。以同样顺序进行全腹深部触诊。

(7)检查完每个区域后，检查者应将手提起并离开腹壁，勿停留在腹壁上移动。

(8)行腹部触诊检查时，应边触诊边观察受检者的反应和表情，以便及时对病情做出准确的判断。

2. 触诊方法：可因不同的目的而选择不同的触诊方法。

(1)浅部触诊法。

1)目的：检查腹壁紧张度、抵抗感、表浅的压痛、搏动以及腹壁上的包块等。常在深部触诊前进行，有利于受检者做好深部触诊的心理准备。

2)方法：检查者立于受检者右侧，面对受检者，将右手四指并拢，平置于受检者腹壁上，使腹壁被压陷的深度约为 1cm，利用掌指关节和腕关节的协同动作，以旋转或滑动方式轻柔地进行触诊(图 3-5-7A)。

(2)深部触诊法。

1)目的：了解腹腔病变和脏器情况。

2)方法：检查者可用单手或双手重叠，由浅入深，逐渐加压，以达到深部触诊的目的。将右手四指并拢，通过掌指关节和手指末端深压腹壁，触诊深度通常在 2cm 以上，有时可达 4~5cm。根据检查目的和手法的不同，深部触诊法又可分为以下几种。①深部滑行触诊法(图 3-5-7B)：嘱受检者张口做平静呼吸，或与受检者谈话，尽量使其腹肌放松；检查者将右手四指并拢，平放于受检者腹壁上，并将左手叠放于右手手背上进行助力，以手指末端逐渐触向腹腔的脏器或包块，并做上、下、左、右滑动触摸；如包块为肠管或索条状，应在与包块长轴垂直的方向滑动触摸，常用于检查腹部深部包块和胃肠病变。②双手触诊法：将左手置于受检查脏器或包块的背后部，将右手四指并拢，平置于腹壁被检查的部位，将左手掌向右手方向推起，使被检查的脏器或包块位于双手之间，并更接近体表，以利于右手触诊；常用于检查肝、脾、肾及腹腔肿块。③深压触诊法：以右手并拢的示、中指垂直腹壁，逐渐深压被检查部位(图3-5-7C)，用于探测腹腔深在病变，确定腹腔压痛点，如阑尾压痛点、输尿管压痛点等。④冲击触诊法：又称浮沉触诊法。检查时，以右手并拢的示、中、环三指取70°～90°，放置在拟检查的部位，做数次急速而较有力的冲击动作(图3-5-7D)，可推开腹水而触及内脏或肿块，手指可有触及"硬块"向上浮顶的感觉。此法仅用于大量腹水而肝、脾难以触诊时。

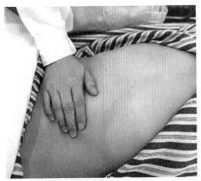

A.浅部触诊法

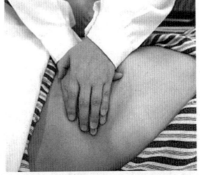

B.深部滑行触诊法

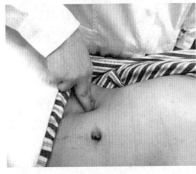

C.深压触诊法

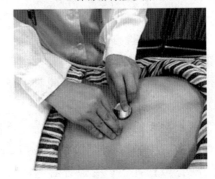

D.冲击触诊法

图3-5-7 腹部触诊手法示意图

3. 触诊内容：具体如下。

(1)腹壁紧张度：健康人的腹部是柔软的，检查时应注意腹壁紧张度有无增强(板状腹、揉面感)或减弱。

(2)腹部压痛及反跳痛：检查有无阑尾压痛、输尿管压痛等。当检查者用右手并拢的示、中指压迫受检者腹部出现疼痛后，手指于原处稍停片刻，然后迅速抬起手指，受检者感觉疼痛加重，并常伴有痛苦表情或呻吟，称为反跳痛。

(3)腹部脏器触诊。

1)肝脏触诊：分别在右锁骨中线上及前正中线上触诊肝脏，并测量其与肋缘及剑突根部的距离，即可测得肝脏的大小。如触及肝脏，应注意其质地、边缘和表面状况，以及有无压痛、搏动、肝震颤、肝区摩擦感等，还应注意有无肝颈静脉回流征。①单手触诊法：检查者将右手四指并拢，掌指关节自然伸直，平放于受检者右锁骨中线上，使示指前端桡侧缘与肋缘大致平行，自右髂前上棘平面或脐水平开始，逐渐向上移动触诊。嘱受检者张口做腹式深呼吸，吸气时腹部隆起，右手向受检者右上腹施压，并伴随腹壁上抬，手指上抬速度晚于腹壁的抬起速度，如肝脏肿大，其边缘可能碰及手指；呼气时，手指应在腹壁下陷前提前下压，以便再次触到肝脏边缘，故在1个呼吸周期内有2次机会触及肝脏。如此反复进行，手指逐渐向肋缘方向移动，直到触及肝缘或肋缘。用同样手法，在前正中线上触诊肝脏左叶。②双手触诊法：检查者用左手托住受检者右腰部（相当于第11、12肋骨或与髂嵴之间脊柱旁肌肉的外侧），将拇指张开，置于受检者的季肋部，触诊时，左手向上推，使肝下缘紧贴前腹壁下移，并限制右下胸扩张（图3-5-8）；右手触诊方法同单手触诊法。③勾指触诊法：检查者立于受检者右肩旁，面向其足部，将双手（或右手）手掌搭在其右前胸下部，双手（或右手）第2~5指并排屈曲呈钩状，嘱受检者做深呼吸动作，检查者随深吸气而更进一步屈曲指间关节，此时指腹易触及肝下缘。此法适合于儿童、腹壁薄弱者。④肝颈静脉回流征检查：嘱受检者上身与水平面成30°~45°，张口平静呼吸，检查者将右手掌面轻贴于受检者肝区逐渐加压（如右上腹壁局部有压痛，可在腹部其他部位施加压力），持续约10秒，同时观察受检者颈静脉怒张情况。如受检者颈静脉明显扩张，即为肝颈静脉回流征阳性。

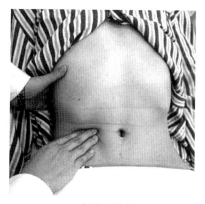

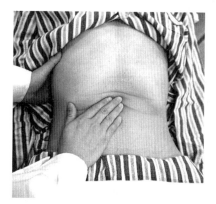

A.右锁中线上　　　　　　　　　　　　　　B.前正中线上

图3-5-8　双手触诊法检查肝脏

2）胆囊触诊：正常胆囊不能触及。当胆囊肿大时，在右肋下、腹直肌外缘可触及卵圆形肿块，并随呼吸上下移动。触诊胆囊时，应注意其大小、硬度、移动度、压痛以及受检者有无屏气等。

胆囊触痛和墨菲（Murphy）征：检查者以左手手掌平放于受检者右胸下部，并以左手拇指指腹勾压于胆囊点（即右锁骨中线与肋弓交界处），用力按压腹壁，其余四指与肋弓下缘垂直，然后嘱受检者缓慢深吸气，如在吸气过程中因发炎的胆囊碰及按压的左手拇指而发生疼痛，称为胆囊触痛；若因剧烈疼痛而致吸气中止，则称墨菲征阳性（图3-5-9）。

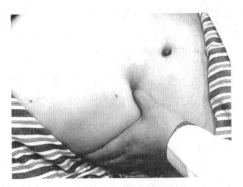

图3-5-9 墨菲征检查

3)脾脏触诊：检查者的左手绕过受检者腹前方，将手掌置于受检者左胸下部第9～11肋处，并将背部向前推动，与拇指共同限制受检者的胸廓运动；将右手手掌平放于受检者脐部，与左肋弓大致成垂直方向，如同触诊肝脏一样，配合腹式呼吸，自脐部逐渐移向肋弓，迎触脾尖，直至触及脾缘或肋缘（图3-5-10）。因脾脏肿大形态变异较大，故需沿左肋缘仔细触诊。如仰卧时未能触及脾脏，可嘱受检者取右侧卧位，将右下肢伸直、左下肢屈曲，再次检查。如触及脾脏，应注意其大小、硬度、形态、压痛、边缘和表面状况。脾脏轻度肿大时只做第Ⅰ线测量，一般以"肋下几厘米"表示脾脏大小；脾脏明显肿大时，则需加测第Ⅱ线和第Ⅲ线。

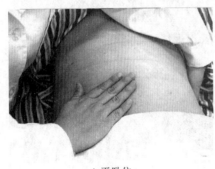
A.平卧位

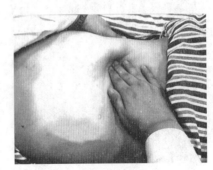
B.侧卧位

图3-5-10 脾脏触诊

第Ⅰ线：指左锁骨中线与肋缘交点至脾下缘的距离。

第Ⅱ线：指左锁骨中线与肋缘交点至脾最远点的距离。

第Ⅲ线：指脾右缘至前正中线的距离。若超过前正中线，用（＋）表示，否则用（－）表示。

4)肾脏触诊：一般用双手触诊法检查，可采取平卧位或立位。

卧位触诊左肾时，检查者以左手自受检者前方绕过，从后面托起左腰部，将后腹壁推向前方，右手手掌平放在左腰部（在锁骨中线脐水平），手指方向大致平行于左肋缘，向左上腹方向进行深触诊，于受检者吸气时，用双手夹触肾脏。触诊右肾时，检查者以左手手掌从后面托起右腰部，将右手手掌平放在右腰部，以上述方法进行触诊

（图3-5-11）。

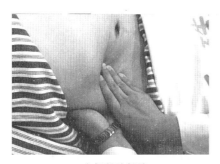
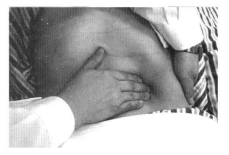

A.右侧肾脏触诊　　　　　　　　　　B.左侧肾脏触诊

图3-5-11 肾脏触诊

肾脏和尿路的压痛点检查：采用深压触诊法，分别检查以下内容。①肋脊点：即背部第12肋骨与脊柱的交角（肋脊角）的顶点。②肋腰点：即第12肋骨与腰肌外缘所形成的交角（肋腰角）顶点。③季肋点：即第10肋骨前端。④上输尿管点：在脐水平线上，腹直肌外缘。⑤中输尿管点：在髂前上棘水平，腹直肌外缘，相当于输尿管进入盆腔之处（图3-5-12）。

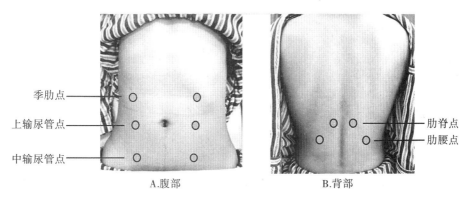

季肋点

上输尿管点

中输尿管点

肋脊点

肋腰点

A.腹部　　　　　　　　　　B.背部

图3-5-12 泌尿系统压痛点示意图

5）膀胱触诊：一般采用单手滑行触诊。检查者以右手自受检者脐部开始，向耻骨方向触诊（图3-5-13）。正常膀胱空虚时位于盆腔内，不易触及；当膀胱因贮存尿液而膨胀时，一般呈圆形或扁圆形，可触及囊性感；尿潴留严重时，局部可有压痛。另外，触诊膀胱需与触诊子宫或其他肿物进行鉴别。

（4）腹部的肿块：应将正常脏器与病理性肿块区别开来，若为病理性肿块，应注意其部位、大小、形态、质地、压痛、搏动、移动度。

（5）液波震颤：腹腔内有大量液体时，如用手指叩击腹部，可感到液波震颤（或称波动感）。嘱受检者平卧，检查者以一手掌面轻贴于受检者一侧腹壁，另一手四指并拢屈曲，以指端叩击对侧腹壁，为防止腹壁本身的振动传至对侧，请受检者（或另一人）用手掌的尺侧缘压在脐部前正中线上（图3-5-14）。如贴于腹壁的手掌有液体冲击感，说明腹腔内有3000mL以上的液体存在。

（6）振水音：嘱受检者取仰卧位，检查者将听诊器膜型体件放置于受检者上腹部，或将一耳贴近受检者上腹部，同时以冲击触诊法振动胃部（或者直接晃动其上腹部），若听到胃内气体与液体相撞而发生的声音，即为振水音。

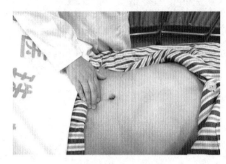

图 3-5-13　膀胱触诊

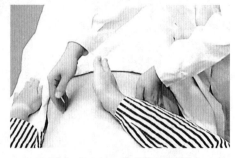

图 3-5-14　检查液波震颤

（李小波　刘　颖）

实验六 心、肺、腹部体征

学习目标

知识目标：

1. 掌握肝肿大、脾肿大、墨菲（Murphy）征阳性、压痛、反跳痛的检查方法。

2. 熟悉湿啰音（粗、中、细）、干啰音（哮鸣音）、胸膜摩擦音的听诊特点及大叶性肺炎的肺脏体征。

3. 熟悉心律失常（窦性心律不齐、阵发性室上性心动过速、心房颤动、室性期前收缩）、额外心音（舒张早期奔马律、舒张晚期奔马律、开瓣音）、杂音（二尖瓣狭窄、二尖瓣关闭不全、室间隔缺损、主动脉瓣狭窄、主动脉瓣关闭不全）、心包摩擦音、第一心音（S_1）分裂与第二心音（S_2）分裂的听诊特点。

4. 了解心、肺、腹部视、触、叩、听的其他体征。

能力目标：

1. 能正确辨识不同种类的湿啰音、哮鸣音、胸膜摩擦音。

2. 能正确辨识窦性心律不齐、阵发性室上性心动过速、心房颤动、室性期前收缩、舒张早期奔马律、舒张晚期奔马律、开瓣音、二尖瓣狭窄、二尖瓣关闭不全、室间隔缺损、主动脉瓣狭窄、主动脉瓣关闭不全、心包摩擦音、S_1 分裂与 S_2 分裂。

3. 熟练进行肝肿大、脾肿大、墨菲征阳性、腹壁压痛、反跳痛的检查，并正确判断检查结果。

4. 能结合病史资料对心、肺、腹部体征进行初步分析，培养临床思维能力及科学的辩证思维能力。

重点和难点

重点：

1. 粗、中、细湿啰音以及哮鸣音的听诊特点。

2. 心房颤动、室性期前收缩、舒张早期奔马律、二尖瓣狭窄、二尖瓣关闭不全、主动脉关闭不全的听诊特点。

3. 肝肿大、脾肿大、墨菲征阳性的检查方法。

难点：

临床常见的心律失常、额外心音、心脏杂音的辨识与鉴别。

::::::::: 学习内容 :::::::::

一、肺部体征

(一)肺部的视、触、叩诊

肺部视、触、叩诊的常见体征及临床常见病变见表 3-6-1。

表 3-6-1 肺部(视、触、叩诊)常见体征及临床常见病变

检查方法	常见体征		临床常见病变
视诊	胸壁	静脉曲张	上腔静脉阻塞(血流方向自上而下);下腔静脉阻塞(血流方向自下而上)
		皮下气肿	肺、气管、支气管、食管或胸膜受损后,气体溢出,积存于皮下
		肋间隙膨隆	胸腔积液、张力性气胸或严重慢性阻塞性肺疾病
		肋间隙回缩	呼吸道阻塞
	胸廓	桶状胸	慢性阻塞性肺疾病等
		佝偻病胸(鸡胸、漏斗胸、佝偻病串珠等)	佝偻病
	呼吸	吸气性呼吸困难(三凹征)	气管肿瘤、异物等
		端坐呼吸	充血性心力衰竭、急性哮喘发作等
		深快呼吸(Kussmaul 呼吸)	糖尿病酮症酸中毒
触诊	胸廓扩张度一侧受限		一侧大量胸腔积液、气胸、胸膜增厚和肺不张等
	语音震颤	增强	肺泡内有炎症浸润,如大叶性肺炎实变期,大片肺梗死等;接近胸膜的肺内有巨大空腔,空洞内产生共鸣,如空洞型肺结核、肺脓肿
		减弱	慢性阻塞性肺疾病、阻塞性肺不张、大量胸腔积液或气胸、胸膜显著增厚或粘连、胸壁皮下气肿
	胸膜摩擦感		纤维素性胸膜炎、肺梗死、胸膜肿瘤及尿毒症等
叩诊	正常清音区呈浊音或实音		常见于肺实变、胸腔积液、肺不张、肺结核、肺梗死、肺水肿等
	正常清音区呈鼓音		气胸、空洞型肺结核等
	正常清音区呈过清音		慢性阻塞性肺疾病

(二)肺部听诊

肺部听诊的常见体征特点及临床常见病变如表 3-6-2 所示。

表 3-6-2 肺部听诊的常见体征特点及临床常见病变

常见体征		机制/听诊特点	临床常见病变
异常呼吸音		在肺泡呼吸音的听诊部位出现支气管呼吸音或支气管肺泡呼吸音，或者呼吸音增强、减弱及消失	—
异常肺泡呼吸音	减弱或消失	肺泡内的空气流量减少，或流速减慢，以及呼吸音传导障碍等	胸廓活动受限，重症肌无力，慢性阻塞性肺疾病，胸腔积液等
	双侧增强	机体需氧量增加或缺氧等，致呼吸增强，肺内空气增多，流速加快	运动后，发热，贫血，缺氧，酸中毒等
	一侧增强	一侧肺部病变，健侧代偿性增强	如左侧气胸，右肺呼吸音增强等
	粗糙	支气管黏膜水肿或炎症浸润，造成不光滑或狭窄，气流进出不畅	支气管或肺部炎症早期
异常支气管呼吸音		肺组织实变：支气管呼吸音通过实变组织（传导性好）传至体表，易听及	大叶性肺炎实变期
		肺内大空腔：大空腔与支气管相通，音响在空腔内共鸣，并通过其周围实变组织传导	肺脓肿或空洞性肺结核
		压迫性肺不张：胸腔积液压迫肺脏，肺组织致密性增高，利于传导	胸腔积液（积液区上方听到支气管呼吸音）
异常支气管肺泡呼吸音		肺部实变区域较小，与正常含气肺组织混合存在；或肺实变部位较深，被正常肺组织所覆盖	支气管肺炎，肺结核，大叶性肺炎初期，或胸腔积液
湿啰音：按呼吸道管腔直径大小和腔内渗出物多寡分为粗、中、细湿啰音及捻发音		机制：吸气时气体通过呼吸道内的分泌物，如渗出液、痰液、血液、黏液和脓液等，形成的水泡破裂所产生的声音；听诊特点：呼吸音外的附加音，断续而短暂，一次连续多个出现，于吸气时或吸气末较为明显，部位较恒定，性质不易变，中、细湿啰音可同时存在，咳嗽后可减轻或消失	局限性湿啰音仅提示该处的局部病变，如肺炎、肺结核或支气管扩张等；两侧肺底湿啰音多见于心力衰竭所致的肺淤血和支气管肺炎等；两肺野满布湿啰音多见于急性肺水肿和严重支气管肺炎
干啰音：高调（哮鸣音）、低调（鼾音）		机制：气管、支气管或细支气管狭窄或部分阻塞，空气吸入或呼出时形成湍流产生的声音；听诊特点：哮鸣音音调高，基音频率在 500Hz 以上，呈短促的"zhi-zhi"声或带音乐性，多起源于较小的支气管或细支气管；鼾音音调低，基音频率为 100～200Hz，呈呻吟声或鼾声，多发生于气管或主支气管	干啰音常见于支气管平滑肌痉挛、管腔内肿瘤或异物阻塞、管腔将被压迫狭窄等；哮鸣音常见于支气管哮喘、慢性支气管炎、慢性阻塞性肺疾病、心源性哮喘等；鼾音常见于气管、主支气管异物阻塞，肿瘤，肥胖等

常见体征	机制/听诊特点	临床常见病变
语音共振	语音共振的强度受发音强弱、音调的高低、胸壁厚薄以及支气管至胸壁距离的差异等因素的影响。发音强、音调低、胸壁薄、支气管至胸壁的距离近者，语音共振增强；反之则弱。肺组织炎症实变，语音传导良好；肺内巨大空腔，声波在空洞内产生共鸣，且其周围组织炎性浸润并与胸壁粘连，利于声波传导	语音共振减弱常见于支气管阻塞、胸腔积液、胸膜增厚、胸壁水肿、肥胖及慢性阻塞性肺疾病等；语音共振增强常见于大叶性肺炎实变期、大片肺梗死、空洞型肺结核、肺脓肿等
胸膜摩擦音	机制：胸膜由于炎症、纤维素渗出而变得粗糙，脏胸膜与壁胸膜随呼吸相互之间摩擦产生的声音； 听诊特点：颇似用一手掩耳，以另一手指在其手背上摩擦时所听到的声音	纤维素性胸膜炎，肺梗死，胸膜肿瘤及尿毒症等

病例分析 1(学生练习用)

患者，女，22 岁。

主诉：咳嗽、咳痰、发热 2 天，加重伴右侧胸痛 1 天。

现病史：患者 2 天前受凉后出现咳嗽、咳痰，咳嗽为阵发性，痰量不多，为白色黏痰；并感发热，体温最高可达 39.5℃，伴寒战、头痛、全身肌肉酸痛，无盗汗。自行口服"安乃近片，1 片"，无好转。1 天前，上述症状加重，痰量增多，每日量约 150mL，多为黄色黏痰，带少量铁锈色痰，痰无臭味，并出现右侧胸痛，呈针刺样，于咳嗽和深呼吸时胸痛加剧，无放射痛；感觉呼吸费力，无头晕、心悸。为进一步诊治，患者今日来我院，收入院治疗。患病后精神倦怠，饮食、睡眠欠佳，体重无下降，大小便正常。

体格检查：体温 39℃，脉搏 108 次/分，呼吸 24 次/分。急性病容，呼吸稍急促，无鼻翼扇动，口唇无发绀，咽部稍充血，扁桃体无肿大。胸廓对称，右侧胸廓呼吸运动减弱，语音震颤增强，叩诊呈浊音，听诊呼吸音减低，可闻及异常支气管呼吸音和细湿啰音。心率 108 次/分，心律齐，各瓣膜听诊区未闻及杂音。腹软，肝、脾肋下未触及。脊柱四肢未见畸形。生理反射存在，病理反射未引出。

实验室检查：血常规示白细胞计数 19.5×10^9/L，中性粒细胞百分比 86%。X 线胸片可见右下肺大片白色密度增高影。

问题：

1. 患者的肺部体征有哪些？

2. 湿啰音产生的原因是什么？有何听诊特点？

3. 还需要完善哪些检查？考虑患者最有可能的疾病诊断是什么？

二、心脏体征

(一)心脏的视、触、叩诊

心脏视、触、叩诊的常见体征及临床常见病变见表3-6-3。

表3-6-3 心脏(视、触、叩诊)常见体征及临床常见病变

检查方法	常见体征		临床常见病变
视诊	心前区隆起或凹陷		法洛四联症、二尖瓣狭窄晚期右心室肥大、大量心包积液
	心尖搏动移位	向左下移位	主动脉瓣关闭不全、高血压等引起的左心室增大
		向左侧移位	二尖瓣狭窄、肺心病等引起的右心室增大
		位于右侧胸壁	先天性右位心
		向内下移位,达第6肋间	体型瘦长、严重肺气肿、横膈下移,使心脏呈垂位
		负性心尖搏动	粘连性心包炎或心包与周围组织广泛粘连,重度右心室肥厚
	心前区搏动	胸骨左缘第3~4肋间搏动	先天性心脏病所致的右心室肥厚,如房间隔缺损
		剑突下搏动	肺源性心脏病右心室肥大或腹主动脉瘤
		胸骨左缘第2肋间搏动	肺动脉扩张或肺动脉高压
		胸骨右缘第2肋间搏动	主动脉弓动脉瘤或升主动脉扩张
触诊	异常搏动	心尖区收缩期抬举性搏动	主动脉瓣狭窄、高血压心脏病致左心室肥厚
		胸骨下缘收缩期抬举性搏动	肺动脉高压、室间隔缺损所致的右心室肥厚
	震颤	胸骨左缘第2肋间:收缩期震颤	肺动脉瓣狭窄
		胸骨右缘第2肋间:收缩期震颤	主动脉瓣狭窄
		胸骨左缘第3~4肋间:收缩期震颤	室间隔缺损
		胸骨左缘第2肋间:连续震颤	动脉导管未闭
		心尖区:舒张期震颤	二尖瓣狭窄
		心尖区:收缩期震颤	重度二尖瓣关闭不全
	心包摩擦感(收缩期与舒张期双相)		急性心包炎、心包膜纤维素渗出
叩诊	心界向左下扩大,心腰加深(靴形心)		主动脉瓣关闭不全
	心界向左扩大		肺心病
	左房和肺动脉段扩张,心腰消失(梨形心)		二尖瓣狭窄早期
	心界向两侧增大,浊音界随体位变化,立位时心影呈烧瓶形		心包积液
	心界向两侧扩大(普大型心)		扩张型心肌病

(二)心脏听诊

心脏听诊的常见体征特点及临床常见病变如表 3-6-4 所示。

表 3-6-4 心脏听诊的常见体征及临床常见病变

常见体征			参考值/发生机制/听诊特点	临床常见病变
心率	窦性心动过速		>100 次/分	生理、病理情况皆可出现
	窦性心动过缓		<60 次/分	生理、病理情况皆可出现
心律	节律不齐,有一定的规律		—	期前收缩(二联律、三联律)
	心律绝对不规则		第一心音强弱不等,脉率小于心率(脉搏短绌)	心房颤动,见于二尖瓣狭窄、高血压、冠状动脉粥样硬化性心脏病和甲状腺功能亢进症等
	窦性心律不齐		最长 PP 间期与最短 PP 间期之差<0.12 秒	生理性常见
心音	心音强度改变	S_1 增强	心室充盈减慢,使二尖瓣低垂,瓣膜关闭震动幅度大	二尖瓣狭窄
			心肌收缩力增强和心动过速	高热、贫血、甲亢等
		S_1 减弱	心室过度充盈,使二尖瓣漂浮,瓣膜关闭震动幅度小	二尖瓣关闭不全
			心肌收缩力减弱	心肌炎、心肌病、心力衰竭等
		S_1 强弱不等	大炮音:两次心搏相近时,或心房、心室几乎同时收缩时,心室血液未完全充盈,二尖瓣低垂,S_1 增强	完全性房室传导阻滞
			心房颤动造成心肌收缩力不等、间隔不等、S_1 强弱不等	心房颤动
	心音性质改变,呈钟摆律		心肌严重病变,S_1 失去原有性质且明显减弱,S_2 也弱,S_1 与 S_2 极相似,形成单音律	大面积急性心肌梗死、重症心肌炎
	心音分裂	S_1 分裂	心室电活动或机械活动延迟,使三尖瓣关闭明显迟于二尖瓣	完全性右束支传导阻滞、肺动脉高压
		S_2 分裂: 生理性分裂(深吸气明显)	—	多见于青少年
		S_2 分裂: 通常分裂(受呼吸影响)	右室排血时间延长,肺动脉瓣关闭明显迟于主动脉瓣	二尖瓣狭窄伴肺动脉高压、肺动脉瓣狭窄
			左室射血时间缩短,主动脉瓣关闭时间提前	二尖瓣关闭不全、室间隔缺损
		S_2 分裂: 固定分裂(不受呼吸影响)	呼气→回右心血↓→右心排血时间延长 ↘左向右分流↑抵消 S_2分裂 呼气→回右心血↓→右心排血时间延长 ↘左向右分流↑抵消 S_2分裂	房间隔缺损(左向右分流)
		S_2 分裂: 反常分裂(逆分裂)	主动脉瓣关闭迟于肺动脉瓣,吸气时分裂变窄,呼气时变宽	完全性左束支传导阻滞、主动脉瓣狭窄、重度高血压

	常见体征	参考值/发生机制/听诊特点	临床常见病变
额外心音	舒张早期奔马律	为病理性第三心音，常伴心率增快，三音之间间距相仿，听诊音调低、强度弱，酷似马奔跑的声音	提示有严重器质性心脏病，如心力衰竭、急性心肌梗死、重症心肌炎、扩张性心肌病等
	舒张晚期奔马律（房性奔马律）	音调较低，强度较弱，距 S_2 较远，较接近 S_1，在心尖部稍内侧听诊最清楚	提示有严重器质性心脏病，如心力衰竭、急性心肌梗死、重症心肌炎、扩张性心肌病等
	开瓣音	音调高，历时短促而响亮、清脆，呈拍击样，在心尖内侧听诊较清楚	二尖瓣狭窄，早期瓣叶活动度尚好，适合做瓣叶分离手术
杂音	二尖瓣区 收缩期杂音	杂音性质粗糙，呈吹风样，高调，强度≥3/6级，持续时间长，可占全收缩期，甚至掩盖 S_1，并向左腋下传导	二尖瓣关闭不全
	二尖瓣区 舒张期杂音	局限于心尖区的舒张中、晚期，呈低调、隆隆样、递增型杂音，常伴震颤	二尖瓣狭窄
	主动脉瓣区收缩期杂音	喷射性收缩中期杂音，响亮而粗糙，呈递增递减型，向颈部传导，常伴有震颤，且 A_2 减弱	各种病因引起的主动脉瓣狭窄
	胸骨左缘 3、4 肋间收缩期杂音	响亮而粗糙的收缩期吹风样杂音，常伴震颤，有时呈喷射性	室间隔缺损
	胸骨左缘第 2 肋间连续性杂音	粗糙，响亮，似机器转动样，持续于整个收缩期与舒张期，其间不中断，掩盖 S_2，常伴有震颤	先天性心脏病（如动脉导管未闭）

病例分析 2（学生练习用）

患者，女，45 岁。

主诉：反复活动后胸闷、气促 10 年，加重伴咯血 1 天。

现病史：患者 10 年前无明显诱因活动后出现胸闷、气促，休息后缓解。偶尔咳嗽，以夜间睡觉时明显，多为干咳，伴心悸，时有关节肿痛。曾多次在当地卫生院就诊，诊断为"风湿性心脏病"，口服药物治疗，具体用药不详。用药后，症状好转。1 天前病情加重，表现为半夜憋醒，伴胸闷及呼吸困难，端坐位呼吸时可稍缓解，并出现阵发性咳嗽，咳粉红色泡沫痰，量不多，无臭味，无恶心、呕吐，无胸痛、头晕，无盗汗。为进一步诊治，患者今日来我院，收入院治疗。患病以来，精神倦怠，饮食、睡眠欠佳，体重无下降，大小便正常。

体格检查：体温 37℃，脉搏 85 次/分，呼吸 28 次/分。呼吸急促，口唇稍发绀，呈端坐呼吸，咽部无充血，扁桃体无肿大。胸廓对称，双侧呼吸运动增强，听诊呼吸音粗，双下肺底可闻及细湿啰音。心率 85 次/分，律齐，心尖区可闻及第一心音亢进及开瓣音；二尖瓣听诊区可闻及舒张中晚期低调的隆隆样杂音，呈递增型，较局限，左侧卧位明显。其余各瓣膜听诊区未闻及杂音。腹软，肝、脾肋下未触及。上、下肢无水肿。生理反射存在，病理反射未引出。

实验室检查：血常规示白细胞计数 $8.5 \times 10^9/L$，中性粒细胞百分比 70%。X线胸片提示心尖圆钝上翘，肺动脉段突出，右下肺动脉干 $>1.5cm$，双肺血管增粗、增多，以肺门为中心，双肺有斑片状渗出。

问题：

1. 患者的心脏体征有哪些？

2. 产生心脏杂音的原因是什么？开瓣音提示什么？

3. 患者还需要完善哪些检查？考虑最可能疾病诊断是什么？

三、腹部体征

(一)腹部的视、听、叩诊

腹部视、听、叩诊的常见体征及临床常见病变见表3-6-5。

表3-6-5 腹部(视、听、叩诊)常见体征及临床常见病变

检查方法	常见体征		临床常见病变
视诊	腹部膨隆	全腹膨隆	腹腔积液、气腹、巨大卵巢囊肿、畸胎瘤等
		局部膨隆	脏器肿大、腹内肿瘤或炎性肿块、胃肠胀气、腹壁上的肿物和疝等
	腹壁静脉曲张		门静脉高压，上、下腔静脉阻塞等
	腹式呼吸运动	减弱	腹膜炎症、腹腔积液、急性腹痛、腹腔内巨大肿物或妊娠等
		消失	胃肠穿孔所致的急性腹膜炎或膈肌麻痹等
	胃肠型和蠕动波	胃型	幽门梗阻
		肠型	肠梗阻
听诊	肠鸣音	活跃	急性胃肠炎、服泻药后或胃肠道大出血
		亢进	机械性肠梗阻
		消失	急性腹膜炎或麻痹性肠梗阻
	血管杂音	腹中部收缩期喷射性杂音	腹主动脉瘤或腹主动脉狭窄
		上腹部两侧收缩期吹风样杂音	肾动脉狭窄
		下腹部两侧收缩期吹风样杂音	髂动脉狭窄
		脐周连续性潺潺声	门静脉高压的侧支循环形成
叩诊	全腹叩诊呈浊音		腹腔积液，腹腔内肿瘤，肝、脾极度肿大等
	肝上界消失，呈鼓音		胃肠穿孔或胃肠高度胀气致气腹
	肝区叩击痛		肝炎、肝脓肿、肝癌等
	移动性浊音阳性		腹腔积液在 1000mL 以上
	肋脊角叩击痛		肾小球肾炎、肾盂肾炎、肾结石、肾结核及肾周围炎

(二)腹部触诊

腹部触诊的常见体征检查方法及临床常见病变见表3-6-6。

表3-6-6 腹部触诊的常见体征检查方法及临床常见病变

检查项目	触诊方法(患者平卧,屈膝)	常见体征	临床常见病变
腹壁紧张度	浅部触诊法:将右手四指并拢,平放于检查部位,掌指关节、指间关节协同运动,滑动轻压触诊,下压深度约为1cm	腹壁肌张力增加,无肌痉挛及压痛,板状腹(腹肌明显紧张,甚至强直)	肠胀气、大量腹腔积液、急性弥漫性腹膜炎
		柔韧感:因炎症等慢性刺激引起	结核性腹膜炎等
	深部触诊法:将左手重叠于右手手背上,右手手法与浅部触诊法相同,下压深度约为2cm	局部腹壁肌张力增加,如右上腹、右下腹	胆囊炎、阑尾炎等
压痛及反跳痛	深压触诊法:将右手示指、中指并拢,逐渐垂直深压检查部位	右下腹压痛(麦氏点)	阑尾炎
		季肋点压痛	肾脏病变
		上、中输尿管压痛点压痛	输尿管结石、炎症等
		肋腰点、肋脊点压痛	肾盂肾炎、肾囊肿等
脏器触诊(除胆囊触诊外,肝、脾、肾触诊建议用双手触诊法)	肝脏触诊:将左手拇指与四指分别置于右季肋部和后胸第11、12肋,向上推,右手四指并拢平置腹壁,分别从髂前上棘与脐部开始,沿锁骨中线和前正中线向肋缘下及剑突下触诊,配合腹式呼吸	肝脏肿大:右肋缘下≥1cm,剑突下≥3cm	弥漫性肿大见于病毒性肝炎、肝淤血、脂肪肝、早期肝硬化、白血病等;局限性肿大见于肝脓肿、肝肿瘤及肝囊肿等
脏器触诊(除胆囊触诊外,肝、脾、肾触诊建议用双手触诊法)	脾脏触诊:将左手置于左后胸第9~12肋,向上托,右手四指并拢,垂直于左侧肋弓,从脐水平向左肋弓滑动触诊,配合呼吸	脾脏肿大(能触及脾脏,提示脾脏肿大至正常2倍以上)	轻度肿大常见于急、慢性病毒性肝炎,伤寒,粟粒型结核等。中度肿大常见于肝硬化、疟疾后遗症、慢性淋巴细胞白血病等。重度肿大时,若脾表面光滑,见于慢性粒细胞白血病、黑热病等;若脾表面不光滑、有结节,见于淋巴瘤、恶性组织细胞病等
	胆囊触诊:墨菲征检查(将左手四指并拢,与右肋弓垂直,拇指指腹勾压于胆囊点处,嘱患者深吸气)	墨菲征阳性:胆囊压痛,并引起患者吸气中止	胆囊炎
	肾脏触诊:以左手托起后腰部,右手平置于脐水平腹直肌外缘,进行滑动触诊,当患者深吸气时,双手同时夹触	肾肿大	肾盂积水或积脓、肾肿瘤、多囊肾等

续表

检查项目	触诊方法（患者平卧，屈膝）	常见体征	临床常见病变
腹部肿块	浅部触诊法及深部触诊法	上腹中部肿块	胃部肿瘤或胰腺肿瘤、囊肿或胃内结石等
		右肋缘下肿块	肝癌、肝囊肿、胆囊结石、胆囊炎等
		脐周或右下腹不规则、有压痛肿块	结核性腹膜炎所致肠粘连
液波震颤	冲击触诊法：患者将一手尺侧缘压于腹中线，检查者以左手掌面贴于一侧腹壁，右手四指并拢屈曲，用指端叩击患者对侧腹壁	液波震颤阳性（贴于腹壁的手掌有被液体波动冲击的感觉）	腹腔积液为 3000～4000mL 及以上
振水音	冲击触诊法：右手四指并拢，与腹壁成 70°～90°，冲击胃脘区，将听诊器置于剑突下听诊	振水音阳性（可听到气、液撞击的声音）	幽门梗阻或胃扩张

病例分析 3（学生练习用）

患者，男，60 岁。

主诉：右上腹部不适 1 年，疼痛 1 个月。

现病史：患者 1 年前无明显诱因出现右上腹部不适，伴乏力、恶心，劳累后加重，经休息后略有好转。1 个月前，出现右上腹部隐痛，呈持续性，向右后胸部放射，伴有明显乏力、恶心、厌油，餐后出现上腹部饱胀不适。曾到当地卫生院就诊，诊断为"消化不良"，给予助消化药物治疗（具体用药不详），无明显好转，为进一步治疗，来我院就诊。门诊超声检查提示"肝内实性占位"，遂以"肝占位待查"收入院。患病以来，精神差，食欲差，睡眠可，体重减轻 3kg，大小便无异常。

既往史：有"乙型肝炎"病史 20 年。曾在当地卫生院治疗半年，肝功能恢复正常后，至今未复查。

体格检查：体温 36℃，脉搏 75 次/分，呼吸 20 次/分，血压 115/75mmHg。神志清，皮肤与巩膜轻度黄染，无苍白、蜘蛛痣及肝掌。全身浅表淋巴结未触及，心、肺检查未见异常。右上腹稍膨隆，未见静脉曲张、胃肠型及蠕动波。腹软，无压痛及反跳痛。肝肋下 1cm，质硬，边缘不整齐，有轻触痛；无肝震颤及摩擦感，肝颈静脉回流征阴性。墨菲征阴性，腹部未触及包块，移动性浊音阴性。双下肢无水肿。生理反射存在，病理反射未引出。

实验室检查：血常规示红细胞计数 $4.6×10^{12}$/L，白细胞计数 $5.8×10^9$/L，血红蛋白 125g/L；血清甲胎蛋白 430μg/L。肝脏超声示肝脏有一直径 3cm 的不均匀高回声区，边界欠清楚，肝内胆管无扩张。

问题：

1. 该患者考虑最可能疾病诊断是什么？还需要完善哪些检查？

2. 患者的腹部体征有哪些？如何与肝硬化进行鉴别？

（邵锦霞）

实验七 脊柱、四肢和神经反射检查

知识目标：

1. 掌握脊柱、四肢的检查方法和正常状态，神经反射检查的内容和方法。

2. 熟悉脊柱、四肢病理改变和神经反射的临床意义。

能力目标：

1. 能正确、熟练地进行脊柱、四肢和神经反射检查，并准确描述检查所见，正确记录检查结果。

2. 结合受检者病史，对脊柱、四肢和神经反射的检查结果进行综合分析，明确临床意义，培养临床思维能力及科学的辩证思维能力。

重点：

1. 深反射、肌力的检查及判断。

2. 病理反射和脑膜刺激征的检查方法及临床意义。

难点：

1. 深反射的检查，肌力的判断。

2. 能对脊柱、四肢和神经反射的检查结果做出正确判断，培养临床思维。

一、脊柱检查

（一）脊柱弯曲度

正常人脊柱有 4 个生理性弯曲，即颈椎稍向前凸，胸椎稍向后凸，腰椎明显向前凸，骶椎明显向后凸。

脊柱检查

嘱受检者取站立位或坐位，检查者从后面观察其脊柱有无侧弯。检查时，检查者用右手拇指沿受检者脊椎的棘突尖以适当压力（不使受检者感到疼痛）自上向下划压，划压后，皮肤上出现一条红色充血痕，并以此为标准，观察脊柱有无侧弯；从侧面观察脊柱有无前、后凸畸形。

(二)脊柱压痛与叩击痛

1. 脊柱压痛：嘱受检者取端坐位，身体稍向前倾；检查者用右手拇指自上而下逐个按压受检者脊椎棘突及椎旁肌肉，直至骶部，询问有无压痛。如有压痛，则提示压痛部位可能有病变。

2. 脊柱叩击痛：正常脊柱无叩击痛。若脊柱有病变，在病变部位可出现叩击痛，一般先进行间接叩诊法检查。

(1)间接叩诊法：嘱受检者取端坐位，检查者将左手手掌放置于受检者头顶部，右手半握拳，以小鱼际肌部位叩击左手背，了解受检者脊柱各部位有无疼痛。

(2)直接叩诊法：以叩诊锤或中指直接叩击各椎体棘突，多用于检查胸椎与腰椎。

(三)脊柱活动度

嘱受检者做前屈、后伸、侧弯、旋转等动作，以观察脊柱的活动情况，注意是否有活动受限现象。如有外伤骨折或关节脱位时，应避免脊柱活动，以免损伤脊髓。

(四)脊柱特殊检查

直腿抬高试验，即拉塞格(Lasegue)征：嘱受检者仰卧，将双下肢平伸；检查者一手握受检者踝部，一手置于大腿伸侧，分别做双侧直腿抬高动作，腰与大腿正常可达80°～90°。若抬高不足70°，且伴有下肢后侧的放射性疼痛，则为阳性，常见于腰椎间盘突出症，也可见于单纯性坐骨神经痛。

二、四肢及关节检查

嘱受检者取坐位或仰卧位，充分暴露上肢和下肢。检查者运用视诊和触诊检查四肢及关节的形态、肢体位置、活动度或运动情况等。上肢检查从远端至近端(从指尖至肩)，下肢由近端至远端。

(一)形态

1. 四肢：观察有无匙状甲，杵状指(趾)，肢端肥大，膝内、外翻，足内、外翻，骨折与关节脱位，肌肉萎缩，下肢静脉曲张和水肿等。

2. 关节：具体如下。

(1)指关节：有无红肿、梭形肿胀、爪形手。

(2)腕关节：有无畸形、肩部肿胀与隆起、外伤与骨折等。

(3)肘关节：有无红肿及脱位。

(4)肩关节：两侧是否对称，有无肿胀。

上肢检查　　下肢、深反射检查

(5)髋关节：观察关节周围皮肤有无瘢痕及窦道，软组织是否对称，有无异常隆起或塌陷。

(6)膝关节：检查有无红肿及积液，当有中等量以上关节积液时，可出现浮髌试验阳性。

浮髌试验：嘱受检者取仰卧位，将下肢伸直、放松；检查者以左手虎口卡于患膝髌骨上极，并加压压迫髌上囊，使关节液集中于髌骨底面，将右手拇指及其余手指分别固定于关节下方两侧，用右手示指垂直按压髌骨并迅速抬起，按压时，髌骨与关节面有碰触感，松手时髌骨浮起，即为浮髌试验阳性(图 3－7－1)。

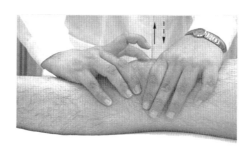

图 3－7－1　浮髌试验检查

(7)踝关节及足：踝关节有无肿胀及积液，足部有无畸形。

(8)拇趾、跖趾关节：有无红肿及痛风石等。

(二)四肢关节活动

1. 上肢：具体检查内容如下。

(1)指间关节：掌屈。

(2)掌指关节：背伸、掌屈。

(3)腕关节：掌屈、背伸、内收、外展。

(4)肘关节：前屈、后伸、旋前及旋后。

(5)肩关节：内收及外展、前屈及后伸、旋转。

2. 下肢：具体检查内容如下。

(1)髋关节：屈、伸、内收、外展、内旋、外旋。

(2)膝关节：屈、伸、内旋、外旋。

(3)踝关节：跖屈、背伸、内翻及外翻。

(4)跖趾关节：跖屈、背伸。

三、运动功能检查

(一)肌力

检查肌力时，嘱受检者做肢体伸、屈动作，检查者从相反方向给予阻力，测试受检者对阻力的克服力量，并注意两侧比较。

肌力的记录采用0～5级的六级分级法。

0级：完全瘫痪，测不到肌肉收缩。

1级：仅测到肌肉收缩，但不能产生动作。

2级：肢体在床面上能水平移动，但不能抬离床面。

3级：肢体能抬离床面，但不能做抗阻力动作。

4级：能做抗阻力动作，但较正常差。

5级：正常肌力。

(二)肌张力

检查肌张力时，嘱受检者保持肌肉放松，检查者根据触摸肌肉的硬度，以及伸展其肢体时感知肌肉对被动伸屈的阻力做出判断。注意有无肌张力的增高或减弱。

(三)不自主运动

检查不自主运动时，受检者可出现震颤、舞蹈样运动、手足徐动等，多为锥体外系损害的表现。

(四)共济失调

1. 指鼻试验：嘱受检者手臂外展、伸直，再以示指触自己的鼻尖，由慢到快，先睁眼，后闭眼，重复进行。

2. 跟-膝-胫试验：嘱受检者仰卧，上抬一侧下肢，将足跟置于另一侧下肢膝盖下端，再沿胫骨前缘向下移动，先睁眼，后闭眼，重复进行。

3. 快速轮替动作：嘱受检者伸直手掌并以前臂快速地做旋前、旋后动作，或用一手手掌、手背连续交替拍打对侧手掌。

4. 闭目难立征：嘱受检者将双足跟并拢站立，双手向前平伸，然后闭目，观察其姿势。若出现身体摇晃或倾斜，则为阳性。

四、神经反射

(一)浅反射

1. 角膜反射：嘱受检者睁眼向对侧上方注视，检查者用一小棉丝从受检者视野外接近并轻触外侧角膜。被刺激一侧的眼睑立即闭合，称为直接角膜反射；若对侧眼睑也闭合，称为间接角膜反射（反射中枢位于脑桥）。

2. 腹壁反射：嘱受检者仰卧，下肢稍屈曲，使腹壁完全松弛；检查者用钝头棉签分别沿受检者肋缘下、脐水平及腹股沟上由外向内轻划刺激腹壁，先左后右，左右对比（图3-7-2）。腹壁反射存在时，可看到该处腹壁肌肉收缩（反射中枢位于胸髓7～12节）。

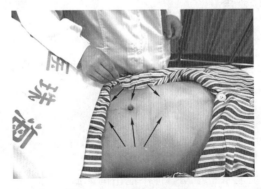

图3-7-2 腹壁反射检查

3. 提睾反射：用竹签由下而上轻划大腿内侧上方的皮肤，同侧的提睾肌即收缩，使睾丸上提（反射中枢位于腰髓1～2节）。

4. 跖反射：嘱受检者仰卧，将下肢伸直；检查者手持受检者踝部，用钝头竹签划其足底外侧，由足部向前至小趾跖关节处转向拇趾侧，正常反应为足趾屈曲（反射中枢位于骶髓1～2节）。

5. 肛门反射：用大头针轻划肛门周围皮肤，可引起肛门周围皮肤收缩（反射中枢位于骶髓4～5节）。

(二)深反射

1. 肱二头肌反射：嘱受检者将前臂屈曲，检查者以左手扶托受检者屈曲的肘部，并将拇指置于肱二头肌肌腱上，右手用叩诊锤叩击左拇指（图3-7-3）。正常反应为肱二头肌收缩，表现为前臂快速屈曲（反射中枢位于颈髓5～6节）。

2. 肱三头肌反射：嘱受检者将肘部屈曲，检查者用左手托住受检者前臂及肘关节，右手用叩诊锤直接叩击鹰嘴上方（1.5～2cm处）的肱三头肌肌腱（图3-7-4）。正常反应为肱三头肌收缩，表现为前臂伸展（反射中枢位于颈髓6～7节）。

3. 桡骨膜反射：检查者以左手轻托受检者的前臂于半旋前位，使腕关节自然下垂，然后以叩诊锤叩击受检者桡骨茎突（图3-7-5），正常反应为引起肱桡肌收缩，发生屈肘及前臂旋前动作（反射中枢位于颈髓5～6节）。

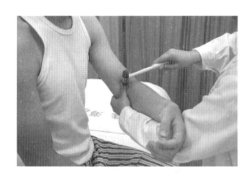

图3-7-3 肱二头肌反射检查

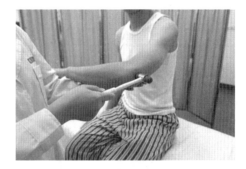

图3-7-4 肱三头肌反射检查

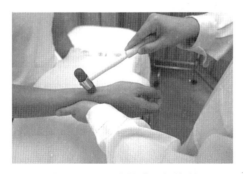

图3-7-5 桡骨膜反射检查

4. 膝反射：嘱受检者取坐位，将小腿自然下垂。或取仰卧位，检查者以左手托起受检者的膝关节，使之屈曲约120°；用叩诊锤叩击受检者髌骨下方股四头肌肌腱

（图 3-7-6）。正常反应为股四头肌收缩，表现为小腿伸展（反射中枢位于腰髓 2～4 节）。

5. 跟腱反射：嘱受检者仰卧，保持髋及膝关节屈曲，取下肢外展外旋位；检查者用左手将受检者足部背屈成直角，并用叩诊锤叩击受检者跟腱（图 3-7-7）。正常反应为腓肠肌收缩，表现为足向跖面屈曲（反射中枢位于骶髓 1～2 节）。

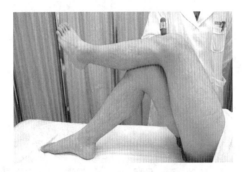

图 3-7-6 膝反射检查

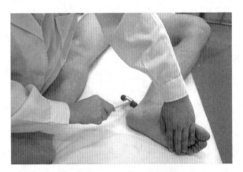

图 3-7-7 跟腱反射检查

6. 阵挛：包括踝阵挛和髌阵挛检查。

（1）踝阵挛：嘱受检者仰卧，使髋与膝关节稍屈；检查者以一手托扶于受检者小腿腘窝处，另一手持其足掌前端，突然用力使踝关节背屈并维持之。阳性表现为引起腓肠肌和比目鱼肌发生连续性节律性收缩，从而导致足部呈现交替性屈伸动作，系腱反射极度亢进的表现（图 3-7-8）。

（2）髌阵挛：嘱受检者将下肢伸直，检查者以拇指和示指捏住受检者髌骨上缘，用力向远端快速连续推动数次后，维持推力。阳性反应为股四头肌发生节律性收缩，使髌骨上、下移动（图 3-7-9）。

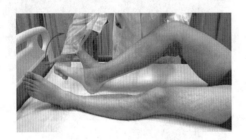

图 3-7-8 踝阵挛检查

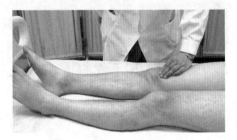

图 3-7-9 髌阵挛检查

（三）病理反射

1. 巴宾斯基（Babinski）征：用竹签或叩诊锤柄的尖端由足跟开始沿足底外侧向前轻划，至小趾跟部再转向拇趾侧（图 3-7-10）。正常反应为拇趾及其余四趾跖屈；如表现为拇趾背伸，其余四趾呈扇形展开，即为阳性。此征见于锥体束疾患，亦可在意识不清或深睡时出现。

病理反射

2. 奥本海姆（Oppenheim）征：检查者用拇指及示指沿受检者胫骨前缘用力由上向下滑压（图 3-7-11），阳性表现同巴宾斯基征。

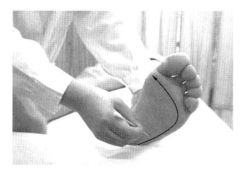

图 3-7-10 巴宾斯基征检查

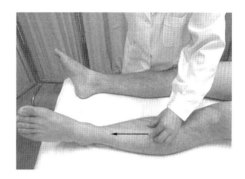

图 3-7-11 奥本海姆征检查

3. 戈登（Gordon）征：检查者用一定力度捏压受检者腓肠肌（图 3-7-12），阳性表现同巴宾斯基征。

4. 霍夫曼（Hoffmann）征：检查者用左手握住受检者前臂近腕关节处，以右手中指和示指夹住受检者中指，并稍向上提，使腕部处于轻度过伸位，再用拇指的指甲迅速弹刮受检者的中指指甲（图 3-7-13），引起其余四指掌屈反应，即为阳性。

以上 4 种体征的临床意义相同。其中，巴宾斯基征是最典型的病理反射。

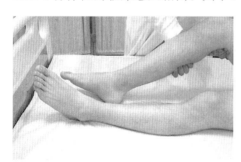

图 3-7-12 戈登征检查

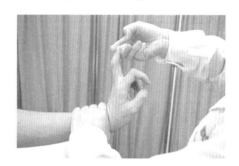

图 3-7-13 霍夫曼征检查

（四）脑膜刺激征

1. 颈强直：嘱受检者去枕仰卧，将下肢自然伸直、颈部放松；检查者以左手托住受检者枕部，右手置于其胸前做被动屈颈动作，测试颈肌抵抗力（图 3-7-14）。若有明显的抵抗感者，称为颈强直。

2. 布鲁津斯基（Brudzinski）征：嘱受检者仰卧、去枕，将两下肢自然伸直；检查者一手托起受检者枕部，另一手按于其胸前，然后使头部前屈（图 3-7-15），若双髋与膝关节同时屈曲，即为阳性。

脑膜刺激征

3. 克尼格（Kernig）征：嘱受检者仰卧，先将一侧髋关节和膝关节屈曲成直角；检查者一手握受检者踝部，另一手置于其大腿伸侧，将受检者小腿抬高伸膝（图 3-7-16）。正常人的膝关节可伸达 135°以上；如达不到 135°且伴有疼痛与屈肌痉挛，即为阳性。

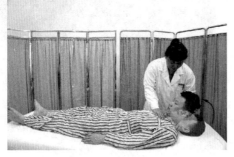

图 3 - 7 - 14　颈强直检查

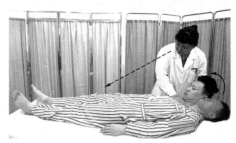

图 3 - 7 - 15　布鲁津斯基征检查

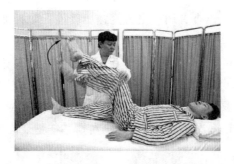

图 3 - 7 - 16　克尼格征检查

（冯嘉莹　邵锦霞）

实验八 正常全身体格检查

学习目标

知识目标：

1. 熟悉全身体格检查的项目和顺序。

2. 了解全身体体格检查的基本要求和注意事项。

能力目标：

1. 能够正确运用体格检查的基本操作方法对患者进行全身体格检查操作，做到手法规范、内容全面、顺序合理、操作熟练。

2. 能正确判断、识别体格检查的正常情况及异常体征，具备一定的临床思维能力。

3. 能根据患者的临床实际对全身体格检查项目进行取舍，完成重点内容的体格检查。

重点和难点

重点：

能手法规范、内容全面地完成全身体格检查的重点内容，做到顺序合理、操作熟练；学会体格检查结果的判断和辨识。

难点：

在规定的时间内，系统、正确、规范地完成全身体格检查。

学习内容

一、全身体格检查的基本要求和注意事项

(一)基本要求

1. 检查的内容务求全面、系统。

2. 检查的顺序应从头到脚，分段进行。

3. 遵循上述检查内容和顺序的基本原则的同时，允许根据具体受检者和医生的情况，酌情对个别检查顺序做适当调整，也可根据患者情况进行选择性的体格检查。

4. 体格检查还要注意具体操作的灵活性，如适当选择受检者舒适或方便的体位。

遇紧急情况时，应停止操作，做应急处理，勿仅为完成工作而做完检查。

5. 全身体格检查的具体顺序：以受检者先取卧位为例。

(1)取卧位：一般情况和生命体征—头颈部—前侧胸部(胸廓、肺、心脏)。

(2)取坐位：背部(肺、脊柱、肾脏)。

(3)再取卧位：腹部—四肢—肛门、直肠(必要时)—外生殖器(必要时)—神经系统。

(4)取站立位：共济运动、步态与腰椎运动。

6. 强调边查边想，正确评价；边查边问，核实补充。

7. 检查过程中应与患者进行适当交流。

8. 掌握检查的进度和时间，尽量在 40 分钟内完成全部检查项目。

9. 检查结束时，应与患者进行简单交谈。

(二)注意事项

1. 物品准备充分。

2. 仪表端庄，举止大方，态度和蔼；以患者为中心，避免反复翻动患者。

3. 检查者应站在患者右侧，向患者问候，做自我介绍，告之体格检查的注意事项。

4. 人文关怀：包括洗手，正确暴露需检查的部位，保护患者隐私，触诊前温暖双手，听诊前温暖听诊器，注意体格检查的态度。

5. 室内应光线适当，保持温暖、安静；操作手法应规范、轻柔；做到暴露充分；避免交叉感染。

二、全身体格检查的基本检查项目及操作程序

(一)一般检查及生命体征

1. 准备和清点器械。

2. 自我介绍(说明姓名、职称，并进行简短交谈，以融洽医患关系)。

3. 当受检者在场时洗手(七步洗手法)。

4. 测量体温(腋温，时间为 10 分钟)。

5. 触诊桡动脉(至少 30 秒)。

6. 计数呼吸频率(1 分钟)。

7. 测右上肢血压(2 次，取平均值记录)。

8. 观察发育、营养、面容表情和意识等一般状态。

(二)头颈部

1. 观察头部外形、毛发分布、异常运动等。

2. 触诊头颅。

3. 视诊双眼睑及眉毛。

4. 检查下睑结膜、穹隆结膜、球结膜、巩膜和角膜。

5. 检查泪囊。

6. 翻转上睑，检查上睑结膜、穹隆结膜、球结膜、巩膜和角膜。

7. 观察眼球外形。

8. 检查左、右眼球运动（检查 6 个方向）。

9. 检查眼球震颤（水平、垂直）。

10. 检查双侧瞳孔大小。

11. 检查左侧瞳孔直接对光反射及右侧瞳孔间接对光反射。

12. 检查右侧瞳孔直接对光反射及左侧瞳孔间接对光反射。

13. 检查集合反射。

14. 检查角膜反射。

15. 观察双侧耳郭、外耳道及乳突（先左后右）。

16. 触诊双侧耳郭、耳屏及乳突（先左后右）。

17. 粗测双耳听力（摩擦手指）。

18. 观察外鼻。

19. 触诊外鼻。

20. 观察鼻前庭、鼻中隔。

21. 分别检查左、右鼻道通气状态。

22. 检查额窦，注意有无压痛、叩痛。

23. 检查筛窦，注意有无压痛。

24. 检查上颌窦，注意有无压痛、叩痛。

25. 检查口唇、牙齿、上腭。

26. 借助压舌板检查颊黏膜、牙齿、牙龈、口底。

27. 借助压舌板检查口咽部及扁桃体。

28. 检查舌下神经（伸舌、舌质和舌苔）。

29. 暴露颈部。

30. 检查颈部外形和皮肤、颈静脉充盈和颈动脉搏动情况。

31. 观察甲状腺。

32. 检查颈椎屈、伸以及左、右侧弯和旋转活动情况。

33. 触诊耳前淋巴结。

34. 触诊耳后淋巴结。

35. 触诊枕部淋巴结。

36. 触诊颌下淋巴结。

37. 触诊颏下淋巴结。

38. 触诊颈前淋巴结。

39. 触诊颈后淋巴结。

40. 触诊锁骨上淋巴结（双手同时触诊）。

41. 触诊甲状腺峡部（配合吞咽）。

42. 触诊甲状腺侧叶（配合吞咽）。

43. 分别触诊左、右颈动脉。

44. 触诊气管位置。

45. 听诊颈部(甲状腺、血管)杂音。

(三)前侧胸部

1. 暴露胸部。

2. 观察胸部外形、对称性、皮肤和呼吸运动等。

3. 观察双侧乳房。

4. 触诊左侧乳房(4个象限及乳头)。

5. 触诊右侧乳房(4个象限及乳头)。

6. 用右手触诊左侧腋窝淋巴结。

7. 用左手触诊右侧腋窝淋巴结。

8. 触诊胸骨压痛。

9. 触诊胸壁有无压痛及皮下气肿,胸廓弹性及有无挤压痛。

10. 触诊胸廓扩张度。

11. 触诊双侧语音震颤。

12. 触诊有无胸膜摩擦感。

13. 叩诊双侧肺尖。

14. 叩诊双侧前胸和侧胸(自上而下,由外向内;双侧对比)。

15. 叩诊双侧肺下界(锁骨中线,以及左、右腋中线)。

16. 听诊双侧肺尖。

17. 听诊双侧前胸和侧胸。

18. 听诊双侧语音共振。

19. 听诊胸膜摩擦音。

20. 观察心前区隆起、心尖搏动及心前区异常搏动。

21. 触诊心尖搏动(两步法)。

22. 触诊心前区(震颤、异常搏动及心包摩擦感)。

23. 叩诊左侧心脏相对浊音界。

24. 叩诊右侧心脏相对浊音界。

25. 听诊二尖瓣听诊区(频率、节律、心音、额外心音、杂音)。

26. 听诊肺动脉瓣听诊区(心音、额外心音、杂音)。

27. 听诊主动脉瓣听诊区(心音、额外心音、杂音)。

28. 听诊主动脉瓣第二听诊区(心音、额外心音、杂音)。

29. 听诊三尖瓣听诊区(心音、额外心音、杂音)。

30. 听诊心包摩擦音。

上述心脏听诊一般用膜型体件,可酌情用钟型体件补充。

(四)背部

1. 请受检者坐起,充分暴露背部。

2. 观察背部皮肤、脊柱、胸廓外形及呼吸运动。

3. 触诊胸廓扩张度。

4. 触诊双侧语音震颤。

5. 请受检者将躯干稍向前弯，两手轻抱对侧肩部或肘部。

6. 叩诊双侧后胸部。

7. 叩诊双侧肺下界（肩胛线）及肺下界移动度（肩胛线）。

8. 听诊双侧后胸部。

9. 听诊双侧语音共振。

10. 观察脊柱有无畸形。

11. 触诊脊椎棘突及脊旁肌肉有无压痛。

12. 检查脊椎有无叩击痛（先间接叩诊，后直接叩诊）。

13. 检查双侧肋脊点和肋腰点有无压痛。

14. 检查双侧肋脊角有无叩击痛。

（五）腹部

1. 充分暴露腹部（上至剑突，下至耻骨联合）。

2. 请受检者放松腹肌，将双上肢置于躯干两侧。

3. 观察腹部外形、对称性、皮肤、脐、呼吸及有无静脉曲张等。

4. 听诊肠鸣音。

5. 听诊腹部有无血管杂音。

6. 叩诊全腹。

7. 叩诊肝上界。

8. 叩诊肝下界。

9. 检查肝脏有无叩击痛。

10. 叩诊膀胱。

11. 叩诊移动性浊音（经脐平面，先左后右）。

12. 请受检者屈膝。

13. 浅部触诊全腹部（自左下腹开始，逆时针触诊至脐部结束）。

14. 深部触诊全腹部（自左下腹开始，逆时针触诊至脐部结束）。

15. 检查有无压痛、反跳痛。

16. 训练受检者做腹式呼吸 2 或 3 次。

17. 在右锁骨中线上用双手法触诊肝脏。

18. 在前正中线上触诊肝脏。

19. 检查肝颈静脉回流征。

20. 检查胆囊有无触痛及墨菲征。

21. 用双手法触诊脾脏。

22. 如未能触及脾脏，嘱受检者取右侧卧位，再次触诊脾脏。

23. 用双手法触诊双侧肾脏。

24. 触诊膀胱。

25. 检查液波震颤。

26. 检查振水音。

27. 检查腹壁反射。

(六)上肢

1. 指导受检者正确暴露上肢。

2. 观察上肢的指甲、外形、皮肤及关节等。

3. 检查毛细血管搏动征。

4. 触诊指间关节和掌指关节。

5. 检查手背部皮肤弹性。

6. 触诊腕关节。

7. 触诊桡动脉(对比两侧动脉壁弹性，检查有无奇脉、交替脉及水冲脉)。

8. 触诊双肘鹰嘴和肱骨髁状突。

9. 触诊滑车上淋巴结。

10. 检查上臂背侧下 1/3 皮下脂肪充实程度。

11. 暴露肩部。

12. 视诊肩部外形。

13. 触诊肩关节及其周围。

14. 检查上肢运动功能。

15. 检查上肢肌力。

16. 检查上肢肌张力。

17. 检查肱二头肌反射。

18. 检查肱三头肌反射。

19. 检查桡骨膜反射。

20. 检查霍夫曼(Hoffmann)征。

(七)下肢

1. 指导受检者正确暴露下肢。

2. 观察双下肢外形、皮肤、趾甲等。

3. 触诊腹股沟区有无肿块、疝等。

4. 触诊腹股沟淋巴结横组。

5. 触诊腹股沟淋巴结纵组。

6. 触诊股动脉搏动。

7. 听诊股动脉。

8. 触诊膝关节和浮髌试验。

9. 触诊腘窝淋巴结。

10. 触诊踝关节及跟腱。

11. 检查有无凹陷性水肿。

12. 触诊双侧足背动脉。

13. 检查下肢运动功能。

14. 检查下肢肌力。

15. 检查下肢肌张力。

16. 检查膝反射（先左后右）。

17. 检查跟腱反射（先左后右）。

18. 检查髌阵挛。

19. 检查踝阵挛。

20. 检查巴宾斯基（Babinski）征（跖反射）。

21. 检查奥本海姆（Oppenheim）征。

22. 检查戈登（Gordon）征。

23. 检查克尼格（Kernig）征。

24. 嘱受检者去枕。

25. 检查颈强直。

26. 检查布鲁津斯基（Brudzinski）征。

27. 检查拉塞格（Lasegue）征。

（八）共济运动、步态与腰椎运动

1. 请受检者站立。

2. 做指鼻试验（睁眼、闭眼）。

3. 检查双手快速轮替动作。

4. 检查闭目难立征。

5. 观察步态。

6. 检查屈腰运动。

7. 检查伸腰运动。

8. 检查腰椎侧弯运动。

9. 检查腰椎旋转运动。

10. 对患者的配合表示感谢。

（刘　颖　张林坤）

体格检查考核标准

第四章　心电图

随着人工智能(artificial intelligence，AI)的发展，大量的计算机工程师训练 AI 做心电图图像识别和数据分析，尤其是对心肌梗死、心房颤动等图像的深度学习，AI 的心电图阅读能力和效率大幅提升。但 AI 阅图的结果和心电图报告最终需要具有人文情怀、有扎实的心电图阅读功底、有丰富临床经验的优秀医务人员进行确认和把关后才能发放。

心电图(electrocardiogram，ECG)是诊断学的教学难点，也是学生学习的痛点。为改变这一现状，本章内容将之前依靠教师口口相传、心领神会的心电图阅图经验总结成阅图顺序的口诀，即"备律率，阅波段，判电轴，理特征，做诊断，有素养"，力求将心电图的内容从繁杂、晦涩、枯燥转变为精简、直观、有趣，成为初学者看得懂、学得会、易上手、有成就感的流程式学习游戏。学习者通过阅读此内容，不仅能掌握丰富的心电图知识，收获实用的心电图阅图技能，更具有从事心电图工作的基本素养。

1. 亲历心电图正常波形的辨识、心电图阅图顺序的学习，阅读急性心肌梗死、心律失常等复杂心电图，体会阅读心电图并做出诊断的喜悦，以便提升学习兴趣，喜欢学习心电图，勇于钻研探索心电图知识。

2. 了解心电图检查临床应用，学会依据不同疾病选择心电图检查项目；学会结合病史和其他检查结果，从宏观、整体、动态的角度分析、诊断、预判疾病的发展趋势。

3. 从"我是医生"的角度，体会到医者严谨治学的科学精神和认真负责的工作态度；感受到医务人员利用知识治病救人、救死扶伤的成就感；领悟到作为医者的责任和使命。

4. 树立"一切以患者为中心"的服务意识，成为尊重患者、敬畏生命的具有人文精神的践行者。

5. 有意识地关注、了解和学习心血管疾病的前沿进展以及 AI 阅读心电图的相关进展，用好 AI 工具，精进医者的临床经验、心电图阅图技能和职业素养，以便更好地为心血管病患者服务。

（刘　颖）

心电图练习图

实验一 正常心电图的测量及阅读

学习目标

知识目标：

1. 掌握心电图的测量原则与方法，心电图的阅图顺序及各波段与心脏除、复极的关系。

2. 熟悉正常心电图的各间期与各波群的正常值。

3. 了解心电图机导联的连接方式。

能力目标：

1. 能够应用所学知识辨识 P 波、QRS 波群、T 波、PR 间期、QT 间期、ST 段，并进行心电图的测量，按规范顺序阅读心电图，判断各波段的时间、振幅正常与否。

2. 能够规范、准确连接心电图机导联并描记心电图。

3. 能够梳理心电图特征，书写心电图报告，做出心电图诊断。

重点和难点

重点：

1. 正常心电图各波段的形态和正常值。

2. 心电图的阅图顺序及测量方法。

难点：

按心电图的阅图顺序，结合心电图正常波形和正常值知识，阅读一份正常心电图。

学习内容

一、心脏除极、复极与心电图各波段的关系

正常心电活动始于窦房结，兴奋心房的同时，经结间束传导至房室结（激动传导在此处延迟 0.05～0.07 秒），然后循希氏束—左、右束支—浦肯野纤维顺序传导，最后兴奋心室。这种按照心脏特殊传导系统先后有序出现的电激动的传播，引起一系列电位改变，形成了心电图上的相应的波段（图 4-1-1）。

1. P 波：反映心房的除极过程。

2. PR 段和 PR 间期：PR 段反映心房复极过程以及房室结、希氏束、束支的电活动；PR 间期指自心房开始除极至心室开始除极的时间。

3. QRS 波群：反映心室除极的全过程。

4. ST 段和 T 波：心室的缓慢和快速复极过程分别形成了 ST 段和 T 波。

5. QT 间期：指心室开始除极至心室复极完毕全过程的时间。

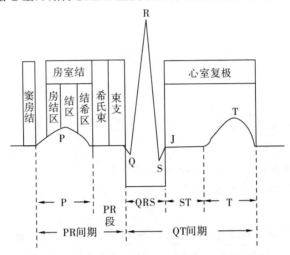

图 4－1－1　心脏除极、复极与心电图各波段关系示意图

二、心电图的测量原则与方法

心电图记录纸由纵线和横线划分成 1mm² 的小方格，当走纸速度为 25mm/s 时，每两条纵线间（1mm）表示 0.04 秒；定标准电压 1mV＝10mm 时，两条横线间（1mm）表示 0.1mV（图 4－1－2）。1 个大方格的横线和竖线分别由 5 个小格组成，即时间为 0.2秒，电压为 0.5mV。

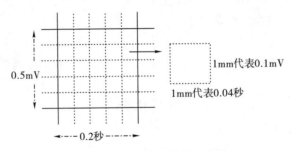

图 4－1－2　心电图图纸示意图

(一)心电图的测量原则

1. 各波段时间的测量：测量各波段时间时，应测自波形起点的内缘至波形终点内缘的水平距离。如起点与终点不在同一水平线上，则以各波起点为参考水平线，将终点落回到参考水平线上，测水平距离（图 4－1－3）。

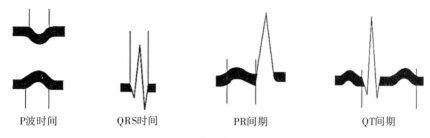

P波时间　　　　QRS时间　　　　PR间期　　　　QT间期

图 4-1-3　心电图各波段时间的测量

2. 各波段振幅的测量：测量正向波形的振幅时，应从参考水平线上缘垂直测量到波的顶端；测量负向波形的深度时，应从参考水平线下缘垂直测量到波的底端。当参考水平线不稳时，P 波振幅以 P 波起始前的水平线为准，QRS 波群、J 点、ST 段、T 波和 U 波的振幅则统一采用 QRS 起始部水平线作为参考水平。如果 QRS 波起始部为一斜段，应以 QRS 波起点作为测量参考点(图 4-1-4)。

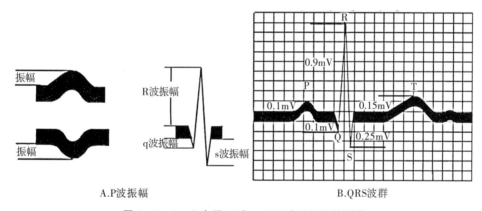

A.P波振幅　　　　　　　　　　　B.QRS波群

图 4-1-4　心电图 P 波、QRS 波群振幅的测量

ST 段是自 QRS 波群终点至 T 波起点间的线段。正常情况下，ST 段呈等电位线。J 点为 QRS 波群终点与 ST 段起点的交点。J 点大多随 ST 段偏移而发生移位，借助图 4-1-5，可以认识 J 点，并明确 ST 段呈下斜型下移、抬高时的测量方法。

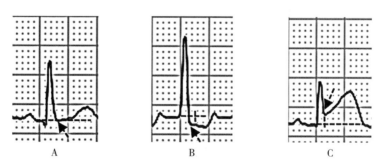

A　　　　　　　　B　　　　　　　　C

A. 正常 ST 段和 J 点；B. 下斜型 ST 段下移幅度的测量(J 点后 0.04 秒处下缘与基线下缘的垂直距离)；
C.ST 段抬高的测量(测量 J 点处抬高)。箭头所指之处表示 J 点。

图 4-1-5　心电图 J 点、下斜型 ST 段下移、ST 段抬高幅度的测量

(二)心电图的测量方法

1. 心率的测量：只需测量 1 个 RR(或 PP)间期(图 4-1-6)的秒数，然后被 60 除，即可求出。

计算公式：心率＝60/RR(或 PP)间期。

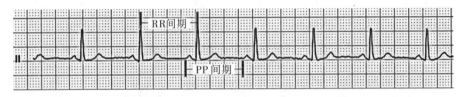

图 4-1-6 PP 间期和 RR 间期的测量

心电图分析：连续 2 个 P 波起点内缘之间的时距为 PP 间期，连续 2 个 R 波波峰之间的时距为 RR 间期，均代表 1 个心动周期。PP 间期代表的是心房率，RR 间期代表的是心室率。通常二者相同，但在心房颤动、心房扑动、二度房室传导阻滞及三度房室传导阻滞时二者不同，此时需要分别计算心室率与心房率。用目测法计数 RR 间期和 PP 间期的大格数，图中的 RR 间期、PP 间期均为 0.8 秒，计算心率＝300/4＝75 次/分。

当心律明显不齐时，一般采取数个(6～10 个)心动周期的平均值来进行测算。

一般用目测法计算心率：心率＝300/PP 间期或 RR 间期的大格数。

2. 正常心电图各波段的特点及正常值：见表 4-1-1。

表 4-1-1 正常心电图各波段的特点及正常值

波段	项目	标准肢体导联	加压肢体导联	胸导联
P 波	位置	在 QRS 波前出现		
	方向	Ⅰ、Ⅱ直立；Ⅲ直立、平坦或倒置	aVR 倒置；aVL 直立、双向、平坦或倒置；aVF 直立	$V_1 \sim V_3$ 直立、双向、平坦或倒置；$V_4 \sim V_6$ 直立
	形态	一般形态圆钝；窦性 P 波形态：Ⅱ直立，aVR 倒置		
	振幅	＜0.25mV		＜0.20mV
	时间	＜0.12 秒		
PR 间期	时间	0.12～0.20 秒		
Q 波	振幅	深度小于同导联 R 波的 1/4，aVR 导联例外，可呈 Qr 波		
	时间	＜0.03 秒(除Ⅲ导联和 aVR 导联)		
R 波	振幅	$R_Ⅰ$＜1.5mV	R_{aVR}＜0.5mV；R_{aVL}＜1.2mV；R_{aVF}＜2.0mV	$R_{V_1} \leqslant 1.0mV$；$R_{V_5} \leqslant 2.5mV$；$R_{V_1} + S_{V_5} \leqslant 1.2mV$；$R_{V_5} + S_{V_1} \leqslant 4.0mV$(男)；$R_{V_5} + S_{V_1} \leqslant 3.5mV$(女)

波段	项目	标准肢体导联	加压肢体导联	胸导联
S 波	波形	—		$V_1 \sim V_2$ 呈 rS 或 QS 型；V_3、V_4 呈 RS 型；V_5、V_6 呈 qRs、Rs、qR 或 R 型（即 R 波逐渐增高，S 波逐渐变小）
QRS波群	时间	0.06～0.10 秒，最宽不超过 0.11 秒		
ST 段	抬高	J 点处抬高；＜0.1mV		J 点处抬高；V_2、V_3＜0.2mV；V_1、$V_4 \sim V_6$＜0.1mV
	压低	J 点后 0.04 秒处下移，≤0.05mV		
QT 间期	时间	0.32～0.44 秒；QTC（按心率校正的 QT 间期）或 K 值≤0.44 秒		
T 波	形态	正常 T 波形态不对称，上升支略缓，下降支略陡		
	方向	一般与同导联 QRS 波群主波方向一致		
	振幅	以 R 波为主的导联，T 波一般不应低于同导联 R 波的 1/10		
U 波	方向	T 波后 0.02～0.04 秒出现，与 T 波方向一致，$V_2 \sim V_3$ 导联易见		

3. 心电轴目测法：正常电轴为－30°至＋90°；若电轴位于－30°至－90°，则为左偏；若电轴位于＋90°至＋180°，则为右偏；若电轴位于－90°至－180°，为不确定电轴。既往利用Ⅰ、Ⅲ导联，近年推荐用Ⅰ、Ⅱ、aVF 导联两种目测法粗测 QRS 波群电轴。后者较前者判断略精确。

（1）据Ⅰ、Ⅲ导联 QRS 波群的主波方向估测电轴是否偏移（图 4-1-7A）。

1）若Ⅰ、Ⅲ导联 QRS 波群主波均为正向波，可推断电轴不偏。

2）若Ⅰ导联出现较深的负向波，Ⅲ导联主波为正向波，则属电轴右偏。

3）若Ⅲ导联出现较深的负向波，Ⅰ导联主波为正向波，则属电轴左偏。

（2）以Ⅰ、aVF 导联 QRS 波群的主波方向为主导，Ⅱ导联主波方向为辅助，判断电轴是否偏移（图 4-1-7B）。

1）电轴不偏：①Ⅰ、aVF（Ⅱ）导联 QRS 波群主波均为正向波，电轴位于 0°至＋90°。②Ⅰ导联QRS 波群主波为正向波，aVF 导联 QRS 波群主波为负向波，Ⅱ导联 QRS 波群主波为正向波，则电轴位于 0°至－30°。

2）电轴左偏：Ⅰ导联 QRS 波群主波为正向波，aVF 导联 QRS 波群主波为负向波，Ⅱ导联 QRS 波群主波为负向波，电轴位于－30°至－90°。

3）电轴右偏：Ⅰ导联 QRS 波群主波为负向波，aVF 导联 QRS 波群主波为正向波，电轴位于＋90°至＋180°。

4）电轴不确定：Ⅰ、aVF 导联 QRS 波群主波为负向波，电轴位于－90°至－180°。

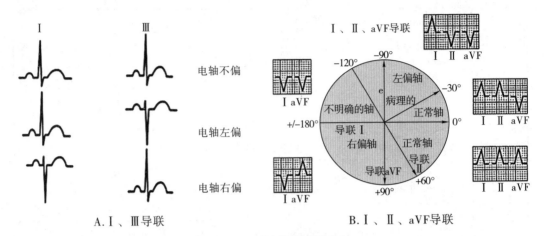

图 4-1-7　用目测法判断电轴

4. 心脏循长轴转位：自心尖部朝心底部方向观察，设想心脏可循其本身长轴做顺钟向或逆钟向转位(图 4-1-8)。正常时，V_3 或 V_4 导联为左、右心室过渡区波形，R/S 大致相等。顺钟向转位时，R/S 大致相等的波形出现在 V_5、V_6 导联上，见于右心室肥大。逆钟向转位时，R/S 大致相等的波形出现在 V_1、V_2 导联上，见于左心室肥大(图 4-1-9)。

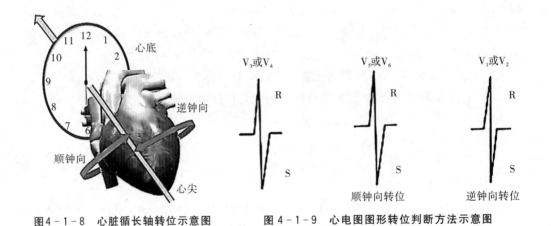

图 4-1-8　心脏循长轴转位示意图　　　图 4-1-9　心电图图形转位判断方法示意图

三、心电图机操作

操作心电图机描记心电图是临床常用操作，是医务人员必备技能之一。其操作流程包括准备工作、描图过程、收尾工作 3 个环节(表 4-1-2)。此项操作流程不仅能展现出医务人员的专业知识、技能的熟识程度，更能展现出医务人员"一切以患者为中心"的服务意识、尊重患者的人文精神、医者仁心的职业素养。

表 4-1-2　心电图机操作流程及评价

内容	项目	操作要点
准备工作	环境	室内温度适宜，以免因寒冷而引起肌电干扰，或因过热有汗而影响导联连接
	物品	心电图检查申请单；心电图机 1 台（保证电源开关插电，并打开；或电量充足，机器性能良好）；各导联线及其部件完好，心电图纸充足，图纸安装熟练；其他物品，如导电胶（75％乙醇溶液或生理盐水）、干棉球（干纱布或干棉签）、纸巾、手消毒液
	患者	需摘下首饰、手表，放置好手机；安静休息至少 5～10 分钟（注意：除急重症外，应避免于吸烟后或用餐后检查）
	医生	按申请单核对患者姓名、性别、年龄，说明检查的目的与意义，提醒患者电极较凉；自身着装整洁、戴口罩、帽子、修剪指甲、洗手，温暖双手
描记过程	开机	接好心电图机电源线，打开电源开关；如用心电图机电池，应再次检查电量是否充足，打开电源开关
	体位	征得患者同意后，嘱患者暴露前胸、双侧手腕、脚踝（勿接触其他金属材料），取仰卧位，保持四肢伸直并放松（注意：描记过程需保持不动）
	处理皮肤	分别在患者两腕关节屈侧上方约 3cm 处、两内踝上部约 7cm 处、胸前皮肤涂抹导电胶或生理盐水（或用 75％乙醇仔细擦净皮肤上的油脂）
	连接导联	12 导联电极连接： 肢体导联：左侧上、下肢分别连接黄色和绿色电极，右侧上、下肢分别连接红色和黑色电极，注意不要将上、下肢和左、右侧电极接反； 胸导联：胸前电极颜色按红、黄、绿、棕、黑、紫的顺序标记，代表 $V_1 \sim V_6$ 导联。V_1：胸骨右缘第 4 肋间；V_2：胸骨左缘第 4 肋间；V_3：V_2 与 V_4 连线的中点；V_4：左锁骨中线与第 5 肋间相交点；V_5：左腋前线与 V_4 同一水平处；V_6：左腋中线与 V_4 同一水平处（注意：避免将胸导联吸附时间过长、过紧，以免造成皮肤损害）
	描图	打开机器开关；可按抗干扰键（Emg/Hum）；选择走纸速度为 25mm/s、设定 1mV＝10mm 为标准电压；查看显示器，图形描记清楚，无干扰，调整期提示音消失，按动"运行"键，机器会自动描记心电图；如需手动选择导联，按 Ⅰ、Ⅱ、Ⅲ、aVR、aVF、aVL、$V_1 \sim V_6$ 顺序记录各导联心电图，每个导联需描记 3～4 个完整的心电图波形
	标记	描记完毕后，立即在心电图纸的前部或上部空白处注明患者的姓名、性别、年龄，记录时间（年、月、日、时、分）、病区及床号等。如为单导心电图机，需标记各导联（电压减半时需注明）
收尾工作	安置患者	依次取下各导联线；如应用导电胶，则需用纱布或纸巾擦净患者皮肤；协助患者取舒适体位，帮助其穿衣；整理床单位
	物品整理	关闭电源，整理导联线；规范处置医疗耗材
评价	职业素养	态度和蔼，语言亲切，着装整洁，仪表大方，举止端庄，认真细致，关爱患者（暖手，告知相关事项，帮助穿衣、盖被、拿鞋，勿催促、嫌弃、埋怨，随时关注患者状况），保护隐私（关门、拉帘、清场）
	医技操作	动作轻巧，操作熟练规范、流程准确，注意卫生清洁

四、心电图的阅读顺序

心电图的阅图内容琐碎繁杂，初学者请务必按顺序进行阅读，养成良好的阅图习惯。阅图顺序需反复多次练习，不断将阅图顺序内化于心，经多年练习，才能达到熟练、准确、快速阅图。此处总结阅图顺序为18字口诀："备律率，阅波段，判电轴，理特征，做诊断，有素养"。详见表4-1-3。示范阅图详见例4-1-1，图4-1-10，表4-1-4及表4-1-5。

表4-1-3 心电图的阅图顺序和意义

序号	阅读要点	操作要点/判读方法	意义
1	备——阅读前准备	核对患者姓名、年龄、性别，明确心电图申请单上患者的病史信息；确认走纸速度，定标准电压，准确连接心电图导联，描记出心电图，准备测量工具，标记出或认清导联号	体现医务人员严谨负责的工作态度；为准确判读心电图结果奠定基础
2	律——确定是否为窦性心律	观察P波是否规律出现，Ⅱ导联P波直立，aVR导联P波倒置	确定心脏搏动的起源，主导心律是窦性心律还是异位心律
3	率——计算心率	测PP间期及RR间期，心房率为60/PP间期，心室率为60/RR间期	确定心室率、心房率的快慢以及整齐与否
4	阅波段——分析各导联P-QRS-T波PR间期和QT间期，观察ST-T有无改变	测各波、间期的时间、电压；观察ST段有无抬高、压低，T波有无改变	依据各波、间期、ST段正常形态和正常值确定有无异常
5	判电轴——判断心电轴	目测法：根据Ⅰ、Ⅲ导联QRS波群的主波方向；或以Ⅰ、aVF导联QRS波群的主波方向为主导，Ⅱ导联主波方向为辅助进行判断	判断电轴是否偏移（电轴偏移说明多种因素导致心电向量重新综合的结果，在心室肥大、左前分支或左后分支传导阻滞时较有意义）
6	理特征——梳理、总结心电图特征	一般按各导联P波、QRS波群、ST段、T波顺序总结异常的特征	正确描述异常心电图特征
7	做诊断——心电图诊断	一组反映共同意义的心电图特征对应一个心电图诊断	疾病"一元论"诊断
8	有素养	态度和蔼，举止端庄；认真细致，关爱患者；动作轻巧，操作熟练	人文关怀和医生职业素养

例4-1-1：

患者李××，男，26岁。体格检查时查心电图，具体见图4-1-10。请结合病史，填写心电图报告单1（表4-1-4），并做出心电图诊断（表4-1-5）。

表 4 - 1 - 4　心电图报告单 1

姓名：李××	性别：男	年龄：26 岁

心律：窦性心律	PP 间期为 0.8 秒 RR 间期为 0.8 秒	心房率为 75 次/分 心室率为 75 次/分	PR 间期为 0.16 秒	QRS 时间为 0.08 秒	QT 间期为 0.36 秒

心电图特征：各导联 P - QRS - T 波群未见异常	心电图诊断及意见：正常心电图

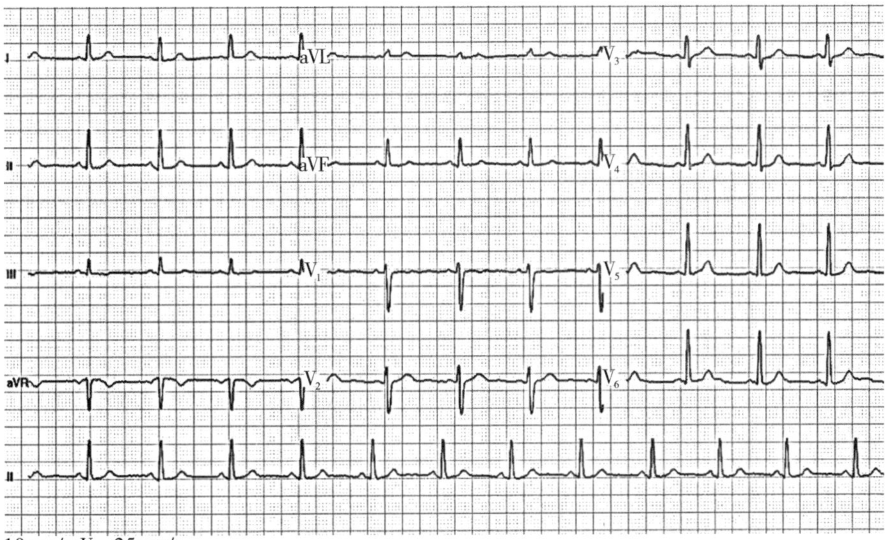

10mm/mV　25mm/s

图 4 - 1 - 10

测验日期：2024 - 1 - 19　11：17	报告日期：2024 - 1 - 19　11：20	报告医师：刘××

表 4 - 1 - 5　正常心电图的阅读要点、方法、结果

序号	阅读要点	判读方法	结果
1	备	核对患者姓名、年龄、性别	核对无误
		明确心电图申请单患者的病史信息	已明确
		确认走纸速度、标准电压	设定走纸速度为 25mm/s，定标准电压为 1mV＝10mm
		准确连接心电图导联，描记出心电图，准备测量工具	准备就绪
		标记出或认清导联号	已标记
2	律	观察：P 波规律出现，Ⅱ导联 P 波直立，aVR 导联 P 波倒置	窦性心律
3	率	测 PP 间期、RR 间期均为 0.8 秒；心房率、心室率均为 60/0.8；节律整齐；心率正常	75 次/分

序号	阅读要点	判读方法	结果
4	阅波段	P 波：各导联时间、电压	正常
		PR 间期：各导联均为 0.16 秒	正常
		QRS 波群：时间为 0.08 秒，各导联未见异常 Q 波，电压正常	正常
		ST 段：各导联未见 ST 段抬高、压低	正常
		T 波：各导联 T 波形态正常，无高尖、低平	正常
		QT 间期为 0.36 秒	正常
5	判电轴	目测法：I、II、aVF 导联 QRS 波群的主波方向均向上	电轴不偏
6	理特征	各导联各波段未见异常特征	各导联 P－QRS－T 波群未见异常
7	做诊断	—	正常心电图
8	有素养	态度和蔼，举止端庄；认真细致，关爱患者；动作轻巧，操作熟练	√

（刘　颖　邵锦霞）

实验二　心律失常

学习目标

知识目标：

1. 掌握窦性心律的心电图特征，以及窦性心动过速、过缓、不齐等常见的窦性心律失常的心电图特征。

2. 掌握心律失常的心电图阅读技巧。

3. 掌握室性期前收缩、阵发性室上性心动过速、心房颤动、一度房室传导阻滞和二度房室传导阻滞的心电图特征。

4. 熟悉室性心动过速、心房扑动、室内阻滞、房性期前收缩、心室扑动、心室颤动、三度房室传导阻滞、预激综合征的心电图特征。

5. 了解常见心律失常的发生机制。

能力目标：

1. 能正确识别窦性心动过速、过缓、不齐，以及室性期前收缩、房性期前收缩、阵发性室上性心动过速、室性心动过速、心房扑动、心室扑动、心房颤动、心室颤动、一度房室传导阻滞、二度房室传导阻滞、三度房室传导阻滞、完全性左（右）束支阻滞、预激综合征的心电图特征，初步判读常见心律失常的心电图结果。

2. 能够将心律失常的阅图技巧融入心电图阅图顺序之中，培养阅图思维，养成良好的阅图习惯。

3. 能够结合病史及其他检查结果，运用临床思维解决实际问题。

重点和难点

重点：

窦性心动过速、过缓、不齐，以及室性期前收缩、阵发性室上性心动过速、心房颤动、一度房室传导阻滞和二度房室传导阻滞的心电图特征。

难点：

1. 按心电图阅图顺序，能够将心律失常的阅图技巧融入心电图的阅图顺序和方法之中，结合常见心律失常知识，识别特征波形，阅读心律失常心电图，做出心电图诊断。

2. 心律失常特征性图形的辨识。

:::::::::: 学习内容 ::::::::::

正常情况下，心脏的激动起源自窦房结，激动按心脏特殊传导系统的次序传导。当心脏激动的起源和/或传导发生异常时，称为心律失常。心律失常分为窦性心律失常和异位心律失常两大类。

一、正常窦性心律和窦性心律失常

(一)正常窦性心律

正常窦性心律是指正常情况下窦房结激动发放产生的心律，又称窦房结心律。健康成人的窦性心律是整齐且规律出现的，频率为 60～100 次/分；婴儿的频率为 130～150 次/分，2～4 岁时达 110～120 次/分，5～8 岁时达 90～110 次/分，8 岁以上就开始接近于成人；老年人的心率会逐渐减慢。

正常成人窦性心律的心电图特征：①必须确定为窦性心律 P 波形态，即 P 波形态相同、规律出现，在 Ⅱ 直立、aVR 倒置；②PR 间期＞0.12 秒且恒定，P 波后相继的 QRS 波群正常；③P 波频率在 60～100 次/分；④同一导联的 PP 间期之差＜0.12 秒。

(二)窦性心律失常

窦房结本身激动的发放顺序和节律异常，称为窦性心律失常。窦性心律失常可分为以下几种情况。

1. 窦性心动过速：窦性心律，心率＞100 次/分(图 4-2-1)。

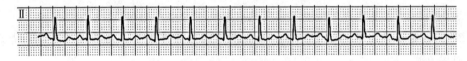

图 4-2-1 窦性心动过速

心电图分析：窦性心律，Ⅱ 导联可测得心率为 107 次/分。

2. 窦性心律不齐：窦性心律，PP 间期之差＞0.12 秒(图 4-2-2)。

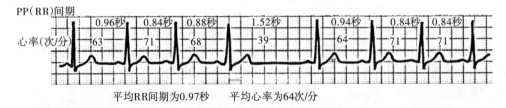

图 4-2-2 窦性心律不齐

心电图分析：窦性心律，PP 间期最长为 1.52 秒，最短为 0.84 秒，PP 间期之差＞0.12 秒。

3. 窦性心动过缓：窦性心律，心率＜60 次/分(图 4-2-3)。

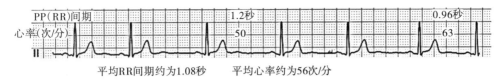

图 4-2-3　窦性心动过缓、窦性心律不齐

心电图分析：窦性心律，平均心率为 56 次/分（<60 次/分）；PP 间期最长为 1.2 秒，最短为 0.96 秒，PP 间期之差>0.12 秒。

二、异位心律和常见的异位心律失常

全部或部分的心脏激动起源于窦房结以外的异位起搏点，称为异位节律。异位节律分为主动性异位心律和被动性异位心律。期前收缩、异位心动过速、扑动和颤动，它们破坏了心脏正常激动次序和节律，为主动性异位心律。被动性异位心律见于窦房结兴奋性降低，出现心动过缓时，产生逸搏或逸搏心律，对心脏有保护作用。

阅读心律失常心电图时，需将心律失常阅读技巧融合在心电图的阅图顺序中，详见表 4-2-1。

表 4-2-1　心律失常心电图的阅读技巧与心电图阅图顺序融合

序号	阅读要点	心律失常的阅图技巧
1	备——阅读前准备	—
2	律——确定是否为窦性心律	确定心脏搏动的起源，主导心律是窦性心律还是异位心律，或是窦性＋异位心律，或为起搏心律
3	率——计算心率	确定节律整齐与否，并确定心室率、心房率的快慢
4	阅波段——分析各导联 P-QRS-T 波的 PR 间期和 QT 间期，观察 ST-T 有无改变	确定有无 P 波以及 P 波与 QRS 波群的相关性——PR 间期恒定与否，QRS 波群的形态、时间。通常，室性心律失常的 QRS 波群时间≥0.12 秒，为宽大畸形的 QRS 波群；室上性心律失常的 QRS 波群时间<0.12 秒，为窄 QRS 波群
5	判电轴——判断心电轴	左前分支传导阻滞，电轴左偏；左后分支传导阻滞，电轴右偏；电轴偏移亦见于心脏向量重新综合后
6	理特征——梳理、总结心电图特征	—
7	做诊断——心电图诊断	—
8	有素养	—

三、心律失常的常见心电图术语

1. 期前收缩：指起源于窦房结以外的异位起搏点提前发出的激动，又称过早搏动，是临床上最常见的心律失常类型。根据异位搏动发生的部位，期前收缩可分为房性期前收缩、交界性期前收缩和室性期前收缩，其中以室性期前收缩最为常见，房性期前收缩次之，交界性期前收缩比较少见。

2. 联律间期：指异位搏动与其前窦性搏动之间的时距。房性期前收缩与室性期前收缩的联律间期在测量上有所不同，房性期前收缩的联律间期应从异位 P 波起点测量至其前窦性 P 波起点（图 4-2-4），而室性期前收缩的联律间期应从异位搏动的 QRS 起点测量至其窦性 QRS 起点（图 4-2-5）。

3. 代偿间歇：指期前收缩出现的异位搏动代替了一个正常窦性搏动，其后出现一个较正常心动周期为长的间歇。房性期前收缩大多代偿间歇不完全（不完全代偿间歇指期前收缩前、后 2 个窦性 P 波的间距小于正常 PP 间距的 2 倍，如图 4-2-4 所示），室性期前收缩代偿间歇完全（完全代偿间歇指期前收缩前、后的 2 个窦性 P 波间距等于正常 PP 间距的 2 倍，如图 4-2-5 所示）。

4. 频发性期前收缩：指期前收缩的频率≥每分钟 5 个。

二联律：指期前收缩与窦性心律交替出现，并反复 3 次或 3 次以上。

三联律：指每 2 个正常窦性激动之后出现 1 次期前收缩，并反复 3 次或 3 次以上。

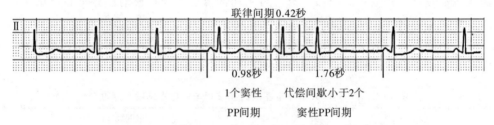

图 4-2-4　房性期前收缩联律间期和代偿间歇的测量

心电图分析：Ⅱ导联第 6 个 P'-QRS-T 波群为提前出现的期前收缩，联律间期为 0.42 秒，短于正常窦性 PP 间期的 0.98 秒，故为提前出现的搏动；且 P'波形态与窦性 P 波形态不同，P'R 间期为 0.16 秒（>0.12 秒），代偿间歇不完全（即期前收缩前、后 2 个窦性 P 波的间距小于正常 PP 间距的 2 倍）。心电图诊断：房性期前收缩。

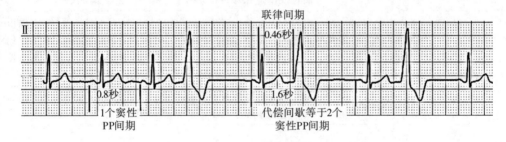

图 4-2-5　室性期前收缩联律间期和代偿间歇的测量

心电图分析：Ⅱ导联第 4 个、第 6 个、第 8 个 QRS-T 波群为提前出现的期前收缩，联律间期为 0.46 秒，短于正常窦性 PP 间期的 0.8 秒，提前出现的 QRS 波群前无相关的 P 波，QRS 波群时限>0.12 秒，T 波方向与 QRS 波群方向相反，代偿间歇完全（即期前收缩前、后 2 个窦性 P 波的间距等于正常 PP 间距的 2 倍）。1 个窦性心动后出现 1 次期前收缩，反复 3 次。心电图诊断：室性期前收缩，二联律。

四、期前收缩的心电图特征

1. 房性期前收缩：①期前收缩出现的异位 P'波，其形态与窦性 P 波不同；②P'R 间期通常≥0.12 秒；③大多为不完全代偿间歇（图 4-2-6）。

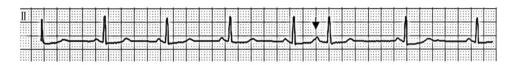

图 4 - 2 - 6　房性期前收缩

心电图分析：Ⅱ导联可见第 6 个 QRS 波群为提前出现的 P′- QRS - T 波群，P′波(箭头所示)与窦性 P 波形态不同。P′R 间期＞0.12 秒，QRS 波群呈室上型，其后有不完全代偿间歇。

2. 交界性期前收缩：①提前出现的 QRS - T 波群，其前无窦性 P 波，QRS - T 波群形态与窦性下传者基本相同；②出现逆行 P′波，位于 QRS 波群之前(P′R 间期＜0.12 秒)或 QRS 波群之后(RP′间期＜0.20 秒)，或与 QRS 相重叠；③大多为完全代偿间期(图 4 - 2 - 7)。

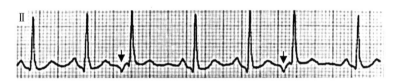

图 4 - 2 - 7　交界性期前收缩

心电图分析：Ⅱ导联可见第 3 个、第 6 个 QRS 波群为提前出现的 P′- QRS - T 波群，逆行 P′波出现在 QRS 波群之前，P′R 间期＜0.12 秒，QRS 波群呈室上型，其后有完全代偿间歇。

3. 室性期前收缩：①提前出现的 QRS - T 波群前无相关的 P 波；②提前出现的 QRS 波群形态宽大畸形，时限通常＞0.12 秒，T 波方向多与 QRS 波群的主波方向相反；③往往为完全代偿间歇(图 4 - 2 - 8)。

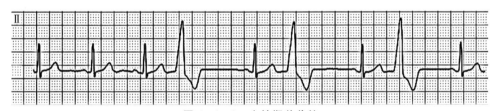

图 4 - 2 - 8　室性期前收缩

心电图分析：Ⅱ导联可见第 4 个、第 6 个、第 8 个 QRS 波群为提前出现的 QRS - T 波群，提前出现的 QRS 波群形态宽大畸形，时限为 0.20 秒(＞0.12 秒)，T 波方向与 QRS 波群的主波方向相反，其后有完全代偿间歇。1 个窦性心动后出现 1 次期前收缩，反复 3 次。心电图诊断：室性期前收缩，二联律。

五、心动过速的心电图特征

1. 阵发性室上性心动过速：①P 波辨识不清；②突发突止，心室率多在 160～250 次/分，节律绝对规则；③QRS 波群形态一般正常(图 4 - 2 - 9)。

2. 室性心动过速：具体如下。

(1)频率多在 140～200 次/分，节律可稍不齐。

(2)QRS 波群宽大畸形，时限≥0.12 秒。

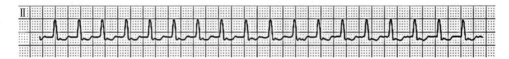

图 4-2-9　阵发性室上性心动过速

心电图分析：Ⅱ导联 P 波辨识不清，可见一系列快速而匀齐的 QRS 波群，RR 间期为 0.36 秒，心室率为 167 次/分（160～250 次/分），QRS 波群不增宽。心电图诊断：阵发性室上性心动过速。

（3）房室分离：室性心动过速时，异位起搏点的频率较窦性频率快，造成窦房结只能控制心房而心室则由室性异位起搏点控制，形成房室分离。心电图表现为 P 波与 QRS 波群无固定关系，各有其固定规律，即 P 波频率慢于 QRS 波群频率，且 P 波常埋藏于 QRS-T 波群内不易发现，PP 间距相等，RR 间距相等。

（4）心室夺获和与室性融合波：偶发的室上性激动（常为窦性激动）可下传到心室，引起一次正常的 QRS 波群，称为心室夺获。心电图表现为形态正常的 QRS 波群提前出现，其前有相关的 P 波。例如，室性异位激动发放的同时，窦性激动亦发放并除极心室另一部分，则产生室性融合波，心电图表现为 QRS 波群提前出现，其前有相关的 P 波，QRS 波群形态介于心室夺获与异位 QRS 波形之间（图 4-2-10）。

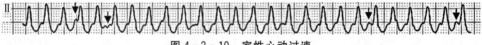

图 4-2-10　室性心动过速

心电图分析：Ⅱ导联可见一系列快速 QRS 波群，QRS 波群宽大畸形，T 波方向与 QRS 波群的主波方向相反，心室率为 214 次/分；可见 P 波（箭头所指），P 波与 QRS 波群无稳定关系，即房室分离。心电图诊断：室性心动过速。

六、心房扑动

正常 P 波消失，代之以连续的大锯齿状扑动波（F 波），多数在Ⅱ、Ⅲ、aVF 导联中清晰可见；F 波间无等电位线，波幅大小一致，间隔规则，频率为 240～350 次/分，大多不能全部下传，常以固定房室传导比下传，故心室律规则，QRS 波群不增宽（图 4-2-11）。

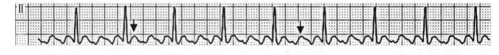

图 4-2-11　心房扑动

心电图分析：Ⅱ导联可见正常 P 波消失，代之以连续的大锯齿状扑动波（F 波），F 波间无等电位线，波幅大小、间隔较规则，频率为 231 次/分（对于频率不整齐者，需测算 6～10 个 FF 周期，取平均值。本图中 F 波方向向上，图中两箭头间共跨越 11 个 F 波，10 个 FF 间期，故平均 FF 间期=2.6/10=0.26 秒，计算平均心房率=60/0.26=231 次/分），以固定房室传导比 3：1 下传，心室律规则，QRS 波群不增宽。心电图诊断：心房扑动。

七、心房颤动

正常 P 波消失，代之以大小不等、形状各异的颤动波（f 波），通常以 V₁ 导联最明显；心房 f 波的频率为 350～600 次/分，心室律绝对不规则，QRS 波群一般不增宽（图4-2-12）。

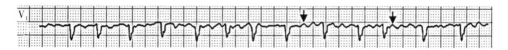

图 4-2-12　心房颤动

心电图分析：V₁ 导联可见正常 P 波消失，代之以大小不等、形状各异的颤动波（f 波），心房 f 波的频率为 435 次/分（图中两箭头代表 1 个 f 波，共 11 个 f 波，10 个 ff 间期，故平均 ff 间期＝1.38/10＝0.138 秒，计算平均 心房率＝60/0.138＝435 次/分。注意 f 波易整合至 QRS 波群中，勿错认为 r 波）；RR 间期绝对不齐，平均心 室率为 125 次/分（方法同 f 波频率计算）；QRS 波群形态正常，不增宽。心电图诊断：心房颤动。

八、心室扑动与心室颤动

心室扑动和心室颤动属于极严重的致死性心律失常。心室扑动是因心肌明显受损、缺氧或代谢失常，失去排血功能，且异位激动落在易颤期；其心电图特点是无正常 QRS-T 波群，代之以连续快速且相对规则的大振幅扑动波，频率达 200～250 次/分。心室扑动常不能持久，或很快恢复，或转为心室颤动，从而导致患者死亡。心室颤动（图4-2-13）常是心律失常心脏停搏前的短暂征象，急性心肌缺血或心电紊乱时也可发生。心室颤动时心脏局部兴奋呈多灶性出现，完全失去排血功能；其心电图特点是 P-QRS-T 波群完全消失，出现大小不等、极不匀齐的低小波，频率为 200～500 次/分。

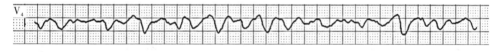

图 4-2-13　心室颤动

心电图分析：V₄ 导联可见 P-QRS-T 波群完全消失，出现大小不等、极不匀齐的低小波，频率为 414 次/分。心电图诊断：心室颤动。

九、房室传导阻滞

1. 一度房室传导阻滞：表现为 PR 间期延长（图4-2-14）。

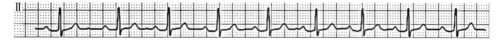

图 4-2-14　一度房室传导阻滞

心电图分析：Ⅱ 导联可见 PR 间期延长，＞0.20 秒。心电图诊断：一度房室传导阻滞。

2. 二度房室传导阻滞：包括以下几型。

(1) Ⅰ型：表现为 P 波规律地出现，PR 间期逐渐延长（通常 RR 间期逐次缩短），直到 1 个 P 波后脱漏 1 个 QRS 波群，漏搏后，传导阻滞得到一定恢复，PR 间期又趋缩短，之后又复逐渐延长（图 4-2-15），如此周而复始地出现，称为文氏现象。

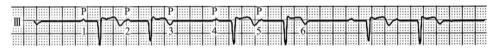

图 4-2-15　二度Ⅰ型房室传导阻滞

心电图分析：Ⅲ导联可见 P 波规律出现，PR 间期逐渐延长，直到 1 个 P 波后脱漏 1 个 QRS 波群，漏搏后，传导阻滞得到一定恢复，PR 间期又趋于缩短，之后又复逐渐延长，如此周而复始地出现（此图第 1 个 P 波至第 3 个 P 波为一组，房室传导比为 3∶2），即文氏现象，符合二度Ⅰ型房室传导阻滞的诊断。注意：Ⅲ导联可见 QRS 波群呈 Qr 型，ST 段抬高>0.1mV。需结合病史，观察下壁Ⅱ、aVF 导联有无类似心电图特征，以明确有无急性心肌梗死的诊断。

(2) Ⅱ型：表现为 PR 间期恒定（正常或延长），部分 P 波后无 QRS 波群（图 4-2-16）。

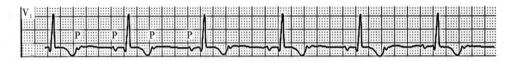

图 4-2-16　二度Ⅱ型房室传导阻滞

心电图分析：V_1 导联可见 P 波规律出现，第 2 个 P 波后的 PR 间期为 0.20 秒，恒定延长，第 3 个 P 波后脱漏 1 个 QRS 波群（第 2 个 P 波至第 3 个 P 波为一组，房室传导比为 2∶1），符合二度Ⅱ型房室传导阻滞的诊断。

3. 三度房室传导阻滞：P 波与 QRS 波群毫无关系（PR 间期不固定），心房率快于心室率（图 4-2-17、图 4-2-18）。

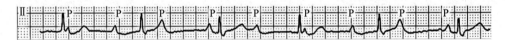

图 4-2-17　三度房室传导阻滞，交界性逸搏心律

心电图分析：Ⅱ导联可见 P 波（从左至右共有 9 个 P 波）与 QRS 波群毫无关系（PR 间期不固定），心房率（约 79 次/分）大于心室率（约 48 次/分），QRS 波群形态正常，符合三度房室传导阻滞、交界性逸搏心律的诊断。

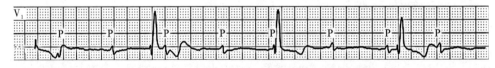

图 4-2-18　三度房室传导阻滞，室性逸搏心律

心电图分析：V_1 导联可见 P 波与 QRS 波群毫无关系（PR 间期不固定），心房率（约 67 次/分）大于心室率（约 32 次/分），QRS 波群宽大畸形，T 波方向与 QRS 波群方向相反，符合三度房室传导阻滞、室性逸搏心律的诊断。

十、室内阻滞

1. 完全性右束支阻滞：较多见。成人完全性右束支阻滞的心电图表现如图4-2-19所示。①QRS波群时间≥0.12秒。②最具特征性的改变为V_1或V_2导联QRS波群呈rsR′型或M形；Ⅰ和V_5、V_6导联S波增宽，有切迹，时限≥0.04秒；aVR导联呈QR型，其R波宽，有切迹。③V_1导联R峰时间＞0.05秒。④V_1、V_2导联的ST段轻度压低，T波倒置；Ⅰ和V_5、V_6导联T波方向直立，但与终末S波方向相反。右束支阻滞时，在无左前（后）分支阻滞的情况下，QRS波群的心电轴一般正常。

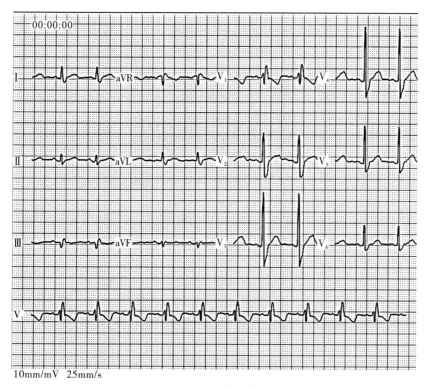

图4-2-19 完全性右束支阻滞

心电图分析：V_1导联QRS波群时间≥0.12秒；V_1导联QRS波群呈rsR′型或M形；V_1导联R峰时间＞0.05秒；V_1导联ST段压低，T波倒置；符合完全性右束支阻滞的诊断。

若V_1导联QRS波群时间＜0.12秒，且QRS波群与完全性右束支阻滞相似，则诊断为不完全性右束支阻滞。

2. 完全性左束支阻滞：成人完全性左束支阻滞的心电图表现如图4-2-20所示。①QRS波群时间≥0.12秒。②V_1、V_2导联呈rS波（r波极小，S波明显加深、增宽）或呈宽而深的QS波；Ⅰ、aVL、V_5、V_6导联R波增宽且顶峰粗钝或有切迹。③Ⅰ、V_5、V_6导联q波一般消失。④V_5、V_6导联R峰时间＞0.06秒。⑤ST-T方向一般与QRS波群的主波方向相反。在QRS波群为正向（R波为主）的导联上，有时亦可表现为直立的T波。左束支阻滞时，QRS波群的心电轴可在正常范围或电轴左偏，也可出现电轴右偏。

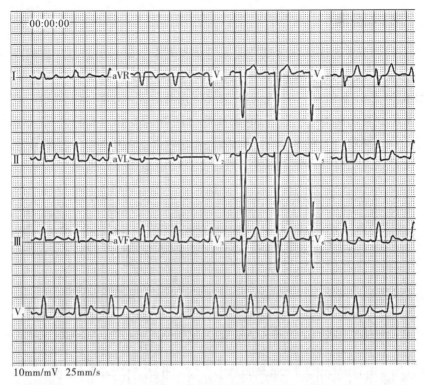

图 4-2-20　完全性左束支阻滞

心电图分析：V_5 导联 QRS 波群时间≥0.12 秒；V_5 导联 R 波增宽且顶峰粗钝；V_5 导联 R 峰时间＞0.06 秒；ST-T 方向一般与 QRS 波群的主波方向相反，符合完全性左束支阻滞的 QRS 波群特点。

若 QRS 波群时间＜0.12 秒，则诊断为不完全性左束支阻滞。其图形与左心室肥厚的心电图表现十分相似，需注意鉴别。

十一、预激综合征

预激综合征是指在正常的房室结传导途径之外，还有一条沿房室环周围存在附加的房室传导束（旁路），属传导途径异常。这里以经典型预激综合征为例，介绍其心电图特征。

经典型预激综合征又称 WPW 综合征（Wolf Parkinson-While syndrome），其房室旁路是直接连接心房与心室的一束纤维（称 Kent 束）。窦房结（或心房）的激动提前经房室旁路纤维下传，即迅速预先激动部分心室肌的同时，又沿正常房室结途径下传，激动其他部分的心室肌，形成特殊的心电图特征（图 4-2-21）：①PR 间期缩短，＜0.12 秒；②QRS 波群增宽，≥0.12 秒；③QRS 波群起始部有预激波（δ 波）；④PJ 间期≤0.27 秒，一般正常；⑤可出现继发性 ST-T 改变。需要注意的是，心电图 δ 波的大小、QRS 波群的宽度及 ST-T 改变的程度与预激成分的多少有关，少数预激综合征患者的 QRS 波群时间可＜0.12 秒。

根据 V_1 导联 δ 波极性和 QRS 波群方向，可初步判断旁路部位。V_1 导联 δ 波和

QRS 波群的主波方向为正向，一般为左侧旁路预激综合征；如 V_1 导联 δ 波和 QRS 波群的主波方向为负向，多为右侧旁路预激综合征。

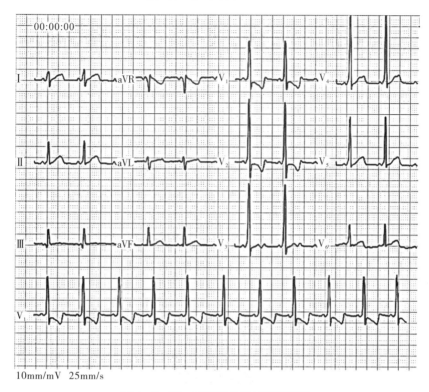

图 4-2-21　预激综合征(左侧旁路)

心电图分析：PR 间期缩短，<0.12 秒；V_5 导联 QRS 波群时间≥0.12 秒，QRS 波群起始部有预激波；PJ 间期≤0.27 秒，正常；V_1 导联 δ 波极性和 QRS 波群的主波方向为正向，符合左侧旁路预激综合征 QRS 波群的特点。

（刘　颖）

实验三 心肌梗死、房室肥大

学习目标

知识目标:

1. 掌握心肌梗死的定性、定期、定位,尤其是急性心肌梗死的相关知识。

2. 熟悉房室肥大的心电图特征。

3. 了解心肌梗死、房室肥大的心电图特征性图形的产生机制。

能力目标:

1. 能够应用所学知识辨识急性心肌梗死时坏死型 Q 波、ST 段抬高、冠状 T 波,帮助诊断和处理心血管内科急症。

2. 能辨识典型房室肥大的心电图特征,辅助诊断房室肥大的临床问题。

重点和难点

重点:

急性期心肌梗死心电图的典型图形的辨识、定位、定期。

难点:

1. 按心电图的阅图顺序,结合心肌梗死定性、定位、定期知识,阅读一份急性心肌梗死的心电图。

2. 理解一组反映共同意义的心电图特征对应一个心电图诊断;诊断应按疾病严重程度进行排序。

学习内容

一、心肌缺血的心电图类型

心肌缺血是指因冠状动脉粥样硬化,脂质斑块造成管腔狭窄,一般当管腔内径狭窄 >50% 时,导致供血、供氧不足,心电图上会出现典型的缺血性改变,表现为 ST - T 的变化,但无心肌坏死。临床最常见和最具代表性的慢性心肌缺血类型为稳定性心绞痛,可出现典型心绞痛症状。

1. 缺血型心电图改变：心电图上会出现 T 波变化(图 4 - 3 - 1)。

(1)若心内膜下心肌层缺血，这部分心肌复极时间较正常时更加延迟，原来存在的与心外膜复极向量相抗衡的心内膜复极向量减小或消失，致使 T 波向量增加，从而出现高大的 T 波。

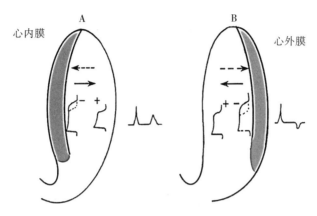

A. 心内膜下缺血；B. 心外膜下缺血。虚线箭头示复极方向；实线箭头示 T 波向量方向。

图 4 - 3 - 1 心肌缺血与 T 波变化的关系

(2)若心外膜下心肌层缺血，则引起心肌复极顺序的逆转，即心内膜开始先复极，膜外电位为正，而缺血的心外膜心肌尚未复极，膜外电位仍呈相对的负性，于是出现与正常方向相反的 T 波向量。此时，面向缺血区的导联可记录出倒置的 T 波。

2. 损伤型心电图改变(图 4 - 3 - 2～图 4 - 3 - 4)：损伤型 ST 段偏移表现为 ST 段压低或 ST 段抬高。

(1)心肌损伤时，ST 向量从正常心肌指向损伤心肌。

(2)心内膜下心肌损伤时，ST 向量背离心外膜面，指向心内膜，使位于心外膜面的导联出现 ST 段压低。

(3)心外膜下心肌损伤时，ST 向量指向心外膜面导联，引起 ST 段抬高。

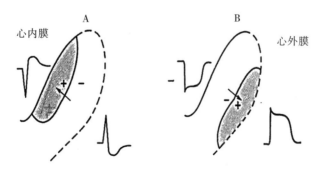

A. 心内膜下损伤；B. 心外膜下损伤。箭头示 ST 向量方向。

图 4 - 3 - 2 心肌损伤与 ST 段偏移的关系

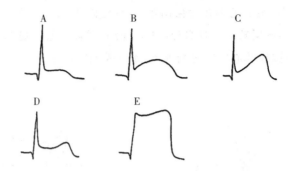

A. 平台型；B. 弓背型；C. 上斜型；D. 凹面向上型；E. 单向曲线型。

图 4-3-3 常见的损伤型 ST 段抬高的形态

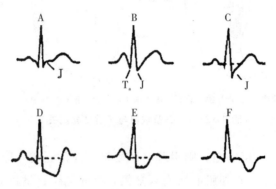

A. 正常 ST-T 形态；B. 心房复极向量（T_a 向量）引起假性 ST 段降低；C. 单纯 J 点降低；D. 缺血型 ST 段降低（下斜型）；E. 缺血型 ST 段降低（水平型）；F. 单纯 T 波倒置。

图 4-3-4 常见的 ST-T 改变类型示意图

二、心肌梗死的心电图表现

心肌梗死（myocardial infarction，MI）是指心肌的缺血性坏死。急性心肌梗死（acute myocardial infarction，AMI）是在冠状动脉粥样硬化的基础上发生冠状动脉血供急剧减少或中断，使相应的心肌发生严重而持久的缺血，导致部分心肌急性坏死，临床表现为胸痛、急性循环功能障碍，反映心肌急性缺血损伤坏死的一系列特征性的心电图演变以及血清心肌标志物的升高。

心肌梗死的心电图判读需注意把握 3 个方面的内容：定性、定期和定位。首先需定性，即判断有无心肌梗死，依据基本图形中的损伤型 ST 段抬高和/或坏死型 Q 波；其次需定期，即确定心肌梗死处于超急性期、急性期、亚急性期或陈旧期；最后需定位，即依据坏死型 Q 波和/或损伤型 ST 段改变确定心肌梗死发生的部位，进而明确病变血管。

（一）基本图形及其机制

发生心肌梗死后，随着时间的推移，在心电图上可先后出现缺血、损伤和坏死 3 种类型的图形。

1. 缺血型改变：若缺血发生于心内膜面，T 波高而直立；若缺血发生于心外膜面，T 波倒置。

2. 损伤型改变：缺血程度进一步加重，就会出现损伤型图形改变，主要表现为面向损伤心肌的导联出现 ST 段抬高。

3. 坏死型改变：当缺血更进一步发展时，会导致细胞变性、坏死。由于心肌梗死主要发生于室间隔及心内膜下心肌(正常心室除极始于室间隔中部，自左向右除极——左、右心室游离壁心内膜——心外膜——左室基底部，右室肺动脉圆锥最后除极，如图 4-3-5A 所示)，致使起始 0.03 秒除极向量背离坏死区，因此坏死型图形改变主要表现为面向坏死区的导联出现异常 Q 波(Q 波宽度≥0.03 秒，深度≥同导联 R 波的 1/4)，或者呈 QS 波(图 4-3-5B)。

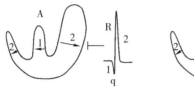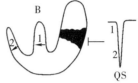

A.正常心肌的除极顺序　　B.坏死型Q波的发生示意图

图 4-3-5　坏死型 Q 波或 QS 波的发生机制

(二)心肌梗死的图形演变及分期(图 4-3-6)

1. 超急性期：临床上多因持续时间太短而不易记录到。

(1)时间：梗死后数分钟至数小时。

(2)T 波：高大的 T 波。

(3)ST 段：斜型抬高。

(4)QRS 波群：振幅增高，并轻度增宽。

2. 急性期：常急诊入院，出现较为严重的胸痛，伴烦躁、大汗，有濒死感。

(1)时间：梗死后数小时至数周。

(2)T 波：直立—倒置—逐渐加深。

(3)ST 段：呈弓背向上抬高或单向曲线型抬高，继而逐渐下降，至基线或接近基线。

(4)Q 波：出现异常 Q 波或 QS 波。

3. 近期：又称亚急性期。

(1)时间：梗死后数周至数月。

(2)T 波：由倒置较深逐渐变浅。

(3)ST 段：恢复至基线。

(4)Q 波：持续存在。

4. 陈旧期：又称愈合期。

(1)时间：梗死 3~6 个月后或更久。

(2)T 波：恢复正常或持续倒置、低平，趋于恒定不变。

(3)ST 段：恢复正常。

(4)Q 波：残留坏死型 Q 波。

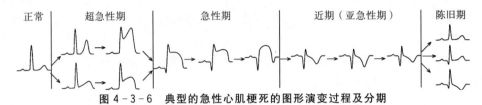

| 正常 | 超急性期 | 急性期 | 近期（亚急性期） | 陈旧期 |

图 4 - 3 - 6　典型的急性心肌梗死的图形演变过程及分期

注：近年来，因急性心肌梗死实施介入治疗者较多，故整个心肌梗死过程常会缩短，一般不再呈现上述全过程。心电图 ST 段回落可作为溶栓成功的间接指标，即抬高的 ST 段在溶栓剂使用后 2 小时内回降＞50％。

(三)心肌梗死的图形定位

心肌梗死发生的部位与冠状动脉的闭塞和部位有关，主要根据心电图坏死图形(异常 Q 波、QS 波或 ST 段改变)的具体导联来确定部位，常见的部位见图 4 - 3 - 7 和表 4 - 3 - 1。

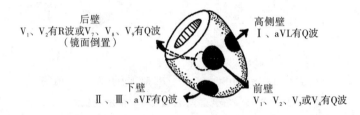

后壁
V_1、V_2 有R波或 V_7、V_8、V_9 有Q波
（镜面倒置）

高侧壁
Ⅰ、aVL有Q波

下壁
Ⅱ、Ⅲ、aVF有Q波

前壁
V_1、V_2、V_3或V_4有Q波

图 4 - 3 - 7　心肌梗死的常见部位

表 4 - 3 - 1　心电图导联、心肌梗死部位与病变血管的关系

导联	心室梗死部位	病变血管
Ⅱ、Ⅲ、aVF	下壁	右冠状动脉(RCA)或左回旋支(LCX)
Ⅰ、aVL、V_5、V_6	侧壁	左前降支(LAD)或左回旋支
$V_1 \sim V_3$	前间壁	左前降支
$V_3 \sim V_5$	前壁	左前降支
$V_1 \sim V_5$	广泛前壁	左前降支
$V_7 \sim V_9$	正后壁	左回旋支或右冠状动脉
$V_{3R} \sim V_{4R}$	右心室	右冠状动脉

(四)急性心肌梗死

急性心肌梗死分为 ST 段抬高心梗(STEMI)及非 ST 段抬高心梗(NSTEMI)。二者的鉴别详见表 4 - 3 - 2。

表 4 - 3 - 2　STEMI 和 NSTEMI 的鉴别要点

分类	STEMI	NSTEMI
成因	红色血栓，相对稳定；含有丰富的纤维蛋白和大量红细胞	白色血栓；含血小板较多，纤维蛋白较少
心电图表现	以 2 个或 2 个以上的相邻导联出现 ST 段抬高为特征(ST 段抬高标准：$V_2 \sim V_3$ 导联抬高≥0.2mV，其他导联 ST 段抬高≥0.1mV)	ST 段压低和/或 T 波倒置，或无 ST - T 异常(通常 ST 段普遍压低≥0.1mV)
治疗	溶栓	抗栓，不溶栓

心电图探测及面对梗死区时，可同时出现 3 种改变。

（1）坏死型改变：表现为坏死型 Q 波（Q 波时间≥0.03 秒，振幅≥同导联 R 波的 1/4），或者呈 QS 波。

（2）损伤型改变：表现为 ST 段呈弓背向上抬高；抬高显著者，可呈单向曲线。

（3）缺血型改变：表现为 T 波倒置。

例 4 - 3 - 1：

患者，男，62 岁。因"急性胸痛 3 小时"入院。有"肺心病"5 年，1 年前有"心梗"病史。查心电图，具体见图 4 - 3 - 8。请结合病史，填写心电图报告单（表 4 - 3 - 3），并做出心电图诊断（表 4 - 3 - 4）。

表 4 - 3 - 3　心电图报告单

姓名：赵×		性别：男		年龄：62 岁	
心律：窦性心律	PP 间期为 0.6 秒 RR 间期为 0.6 秒	心房率为 100 次/分 心室率为 100 次/分	PR 间期为 0.12 秒	QRS 时间为 0.08 秒	QT 间期为 0.36 秒

心电图特征（分别对应于心电图诊断的序号）： 1. QRS 波群：$V_2 \sim V_4$ 导联可见坏死型 Q 波，呈 QS 型，V_5 导联呈 qs 型； ST 段：$V_2 \sim V_4$ 导联可见抬高（0.1～0.5mV）； T 波：$V_2 \sim V_4$ 导联可见倒置。 2. QRS 波群：Ⅰ、aVL 导联呈 qr 型，Q 波时间＞0.03 秒，振幅＞同导联 R 波的 1/4，V_5 导联呈 qs 型； T 波：Ⅰ、aVL、V_5、V_6 导联可见倒置。 3. P 波：Ⅱ、Ⅲ、aVF 导联高尖，振幅≥0.25mV	心电图诊断及意见（理解一组反映共同意义的心电图特征对应一个心电图诊断；诊断按疾病严重程度进行排序）： 1. 急性广泛前壁心肌梗死； 2. 陈旧性侧壁心肌梗死； 3. 右心房肥大

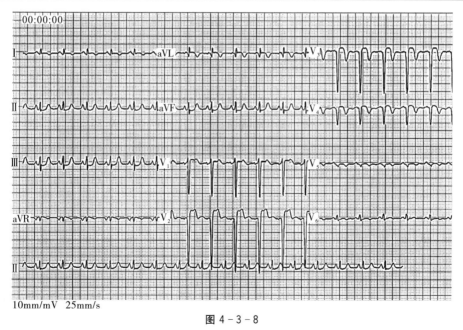

图 4 - 3 - 8

测验日期：2024 - 1 - 23　21：00	报告日期：2024 - 1 - 23　21：05	报告医师：刘××

表 4－3－4　心肌梗死心电图的阅读要点、方法及结果

序号	阅读要点	判读方法	结果
1	备	核对患者姓名、年龄、性别	核对无误
		明确心电图申请单患者的病史信息	已明确
		确认走纸速度、标准电压，准确连接心电图导联，描记出心电图	走纸速度为 25mm/s，定标准电压为 1mV＝10mm
		准备测量工具	准备就绪
		标记出或认清导联号	已标记
2	律	观察：P 波规律出现，Ⅱ导联 P 波直立，aVR 导联 P 波倒置	窦性心律
3	率	测 PP 间期、RR 间期均为 0.6 秒；心房率、心室率为 60/0.6	节律整齐；心率 100 次/分，为正常上限
4	阅波段	P 波：Ⅱ、Ⅲ、aVF 导 P 波高尖，≥0.25mV	异常
		PR 间期：0.12 秒	正常
		QRS 波群时间：0.06 秒	正常
		QRS 波群电压：各导联未见 R 波增高、S 波加深	正常
		QRS 波群：$V_2 \sim V_4$ 导联可见坏死型 Q 波，呈 QS 型；V_5 导联呈 qs 型；Ⅰ、aVL 导联呈 qr 型，Q 波时间＞0.03 秒，振幅＞同导联 R 波的 1/4	异常
		ST 段：$V_2 \sim V_5$ 导联可见 ST 段抬高 0.1～0.5mV	异常
		T 波：Ⅰ、aVL、$V_2 \sim V_6$ 导联可见 T 波倒置	异常
		QT 间期：0.36 秒	正常
5	判电轴	目测法：Ⅰ、Ⅱ、aVF 导联 QRS 波群的主波方向均向上	电轴不偏
6	理特征	一般按 P 波、QRS 波群（Q 波）、ST 段、T 波顺序总结异常的特征，还需考虑疾病的严重程度，重者为先	1. QRS 波群：$V_2 \sim V_4$ 导联可见坏死型 Q 波，呈 QS 型；V_5 导联呈 qs 型；ST 段：$V_2 \sim V_4$ 导联可见抬高(0.1～0.5mV)；T 波：$V_2 \sim V_4$ 导联可见倒置。2. QRS 波群：Ⅰ、aVL 导联呈 qr 型，Q 波时间＞0.03 秒，振幅＞同导联 R 波的 1/4，V_5 导联呈 qs 型；T 波：Ⅰ、aVL、V_5、V_6 导联可见倒置。3. P 波：Ⅱ、Ⅲ、aVF 导联高尖，振幅≥0.25mV
7	做诊断	以疾病一元论原则做出诊断(急危重症诊断排序靠前)	1. 急性广泛前壁心肌梗死；2. 陈旧性侧壁心肌梗死；3. 右房肥大
8	有素养	态度和蔼，举止端庄；认真细致，关爱患者；动作轻巧，操作熟练	√

三、房室肥大的心电图表现

(一)心房肥大

心房肥大多表现为心房的扩大而较少表现为心房肌肥厚,心电图上主要表现为 P 波的振幅、除极时间及形态改变(图 4-3-9)。

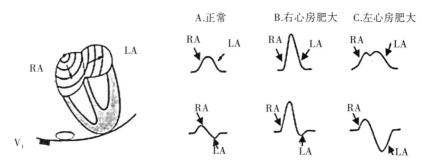

RA—右心房;LA—左心房。

图 4-3-9 心房除极顺序及心房肥大的心电图表现示意图

1. 右心房肥大:典型心电图表现如下。

(1)P 波尖而高耸,振幅≥0.25mV,以Ⅱ、Ⅲ、aVF 导联表现最为突出,又称肺型 P 波(如图 4-3-10 箭头所示)。

(2)V_1 导联 P 波直立时,振幅≥0.15mV;如 P 波呈双向时,其振幅的算术和≥0.20mV。

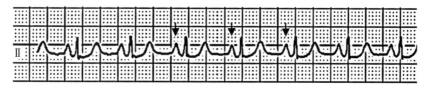

图 4-3-10 右心房肥大

2. 左心房肥大:典型心电图表现如下所述。

(1)P 波增宽,时间≥0.12 秒,呈双峰型,两峰间距≥0.04 秒,以Ⅰ、Ⅱ、aVL 导联最为明显,又称二尖瓣型 P 波(如图 4-3-11 箭头所示)。

(2)V_1 导联 P 波终末电势(绝对值)≥0.04mm·s。

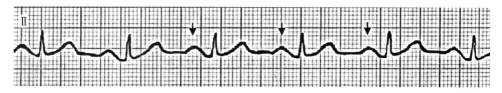

图 4-3-11 左心房肥大

(二)心室肥大

心室扩大和/或肥厚是由心室舒张或/和收缩期负荷过重所引起的。其心电图改变可能会引起电压增高，QRS 波群时间增宽，ST 段、T 波改变(图 4-3-12)。

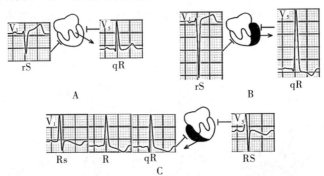

A. 正常；B. 左心室肥大；C. 右心室肥大。箭头分别表示正常、左心室肥大及右心室肥大时的心室除极综合向量。

图 4-3-12 左、右心室肥大的机制及心电图表现

1. 判断心室高电压、心室肥大、心室肥大伴劳损的条件。

(1)左(右)心室 QRS 波群电压增高：左(右)心室高电压。

(2)左(右)心室高电压＋心血管病史或电轴左(右)偏：左(右)心室肥大。

(3)左(右)心室高电压＋心血管病史或电轴左(右)偏(可无)＋ST-T 改变：左(右)心室肥大伴劳损。

2. 左心室肥大：如图 4-3-13 所示。

(1)QRS 波群电压增高，常用的左心室肥大的电压标准如下所示。

胸导联：R_{V_5} 或 $R_{V_6} > 2.5mV$，$R_{V_5} + S_{V_1} > 4.0mV$(男性)或 $>3.5mV$(女性)。

肢体导联：$R_I > 1.5mV$，$R_{aVL} > 1.2mV$，$R_{aVF} > 2.0mV$，$R_I + S_{III} > 2.5mV$。

Cornell 标准：$R_{aVL} + S_{V_3} > 2.8mV$(男性)或 $>2.0mV$(女性)。

(2)额面心电轴左偏。

(3)QRS 时间延长到 0.10～0.11 秒。

(4)ST-T 改变。

例 4-3-1：

患者，男，70 岁，因"头晕、头痛 1 周"入院。有高血压病史 5 年，血压 160/100mmHg，心电图见图 4-3-13。请结合病史，填写心电图报告单(表 4-3-5)，并做出心电图诊断(表 4-3-6)。

表 4-3-5 心电图报告单

姓名：张×		性别：男		年龄：70 岁	
心律：窦性 心律	PP 间期为 0.9 秒 RR 间期为 0.9 秒	心房率为 67 次/分 心室率为 67 次/分	PR 间期为 0.16 秒	QRS 时间为 0.10 秒	QT 间期为 0.38 秒
心电图特征： QRS 波：$R_{V_5} = 3.2mV(>2.5mV)$，$S_{V_1} = 2mV$，$R_{V_5} + S_{V_1} = 5.2mV$ $(>4mV)$； ST-T：I、II、V_5 导联 ST 段下移，T 波倒置；aVL 导联 T 波倒置				心电图诊断及意见： 左心室肥大伴劳损(理解一组反映共同意义的心电图特征对应一个心电图诊断)	

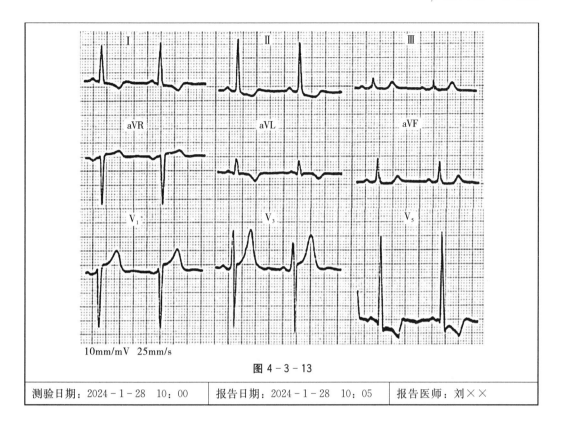

10mm/mV 25mm/s

图 4 - 3 - 13

测验日期：2024 - 1 - 28 10：00	报告日期：2024 - 1 - 28 10：05	报告医师：刘××

表 4 - 3 - 6　左心室肥厚伴劳损的心电图阅读要点、方法及结果

序号	阅读要点	判读方法	结果
1	备	核对患者姓名、年龄、性别	核对无误
		明确心电图申请单上患者的病史信息	已明确
		确认走纸速度、标准电压，准确连接心电图导联，描记出心电图	走纸速度为 25mm/s，定标准电压为 1mV＝10mm
		准备测量工具	准备就绪
		标记出或认清导联号	已标记
2	律	观察：P 波规律出现，Ⅱ 导联 P 波直立，aVR 导联 P 波倒置	窦性心律
3	率	测 PP 间期、RR 间期均为 0.9 秒；心房率、心室率为 60/0.9	节律整齐；心率为 67 次/分，正常
4	阅波段	P 波：时间、电压无异常	正常
		PR 间期：0.16 秒	正常
		QRS 波群时间：0.10 秒	正常上限
		QRS 波群电压：$R_{V_5}＝3.2mV（＞2.5mV）$，$S_{V_1}＝2mV$，$R_{V_5}＋S_{V_1}＝5.2mV（＞4mV）$	左心室电压增高
		ST - T：Ⅰ、Ⅱ、V_5 导联 ST 段下移，T 波倒置；aVL 导联 T 波倒置	心室复极顺序改变
		QT 间期：0.38 秒	正常

续表

序号	阅读要点	判读方法	结果
5	判电轴	目测法：I导联主波向上，aVF 导联主波向下，II导联主波向上	电轴不偏
6	理特征	一般按 P 波、QRS 波群（Q 波）、ST 段、T 波顺序总结异常的特征	QRS 波群：$R_{V_5} = 3.2mV$（$>2.5mV$），$S_{V_1} = 2mV$，$R_{V_5} + S_{V_1} = 5.2mV$（$>4mV$）；ST - T：I、II、V5 导联 ST 段下移，T 波倒置；aVL 导联 T 波倒置
7	做诊断	以疾病一元论原则做出诊断；急危重症诊断排序靠前	左心室肥大伴劳损
8	有素养	态度和蔼，举止端庄；认真细致，关爱患者；动作轻巧，操作熟练	√

3. 右心室肥大：如图 4 - 3 - 14 所示。

(1)V_1 导联 R/S≥1，V_5 导联 R/S≤1，R_{aVR}>0.5mV。

(2)$Rv_1 + Sv_5$>1.05mV（重症>1.2mV）。

(3)心电轴右偏≥+90°（重症>+110°）。

(4)ST - T 改变。

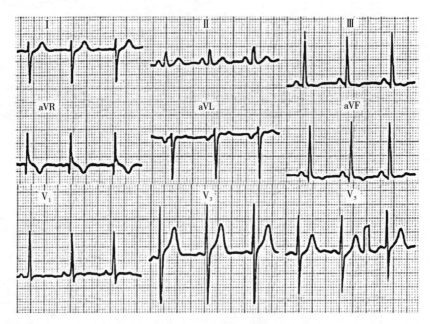

图 4 - 3 - 14 右心室肥大

心电图分析：$R_{V_1} = 1.7mV$（$>1mV$），$S_{V_5} = 1.5mV$，$R_{V_1} + S_{V_5} = 3.2mV$（$>1.2mV$），$R_{aVR} = 1.2mV$（$>0.5mV$），I 导联主波向下，aVF 导联主波向上（电轴右偏）。提示右心室肥大。

（刘　颖）

第五章 实验诊断

实验诊断是以实验室检查结果或数据为依据，结合其他临床资料，经过综合分析，应用于临床诊断、鉴别诊断、病情观察、疗效监测和预后判断的一种临床诊断方法。

本章学习的内容是临床最常用的实验检查项目，包括血液一般检查、尿液检查、粪便检查及骨髓细胞学检查。为了更适应和符合临床工作实际，我们采用临床常用的血细胞全自动分析仪检查方法、尿液干化学自动分析仪检查方法、免疫胶体金法粪便隐血试验进行教学。以血液一般检查为例，目前的实验方法与传统的于显微镜下用计数盘计数细胞的实验方法比较，简便、快捷、准确，大大提高了疾病的诊治效率。学习者需要学会实验室检查结果的正确判读，合理选择检验项目，并结合其他病史资料进行临床分析。无论检验方法和技术如何变化，医生的初心不变，就是能应用最简单、最适合的检验方法协助诊断疾病，挽救生命，解决疾病给患者带来的困扰与痛苦。

学习本章内容时，我们除了需要学会实验检查方法的基本知识、基本操作外，也应具备一定的素养。

1. 能够根据不同患者、不同病情选择不同的检查项目，用最简单、最经济的检查方法协助诊断。

2. 能结合病史及其他检查资料认真分析检验结果，综合判断，体会做出正确诊断的喜悦及成就感，提高学习兴趣，培养乐于探究、严谨治学、实事求是的科学精神。

3. 以"我是医生"的信念，培养认真、负责的工作态度，领会救死扶伤的责任与使命；树立"一切以患者为中心"的服务意识，敬畏生命，尊重及关爱患者。

4. 了解手工计数细胞的过程，是对检验传统的体验和传承，进行传统与自动化检验流程对比，从中更能体会检验科同事工作的艰辛与付出，以及科技进步带来的便利，所以更要用好检验结果。

5. 具有终生学习的能力，有意识地学习实验室检查相关的生命科学领域前沿进展，勇于探索和创新，把学习到的新知识、新方法应用到学习及以后的工作中，以便更好地为患者服务。

（邵锦霞　刘　颖）

实验一 血液一般检查

学习目标

知识目标：

1. 掌握红细胞计数、血红蛋白、白细胞计数及白细胞分类的正常值及其临床意义。
2. 熟悉全自动血细胞分析仪的血细胞检查常用检测参数正常值及其临床意义。
3. 了解全自动血细胞分析仪的基本工作原理、操作流程及注意事项。

能力目标：

能结合病例，初步分析红细胞、白细胞计数和白细胞分类计数，正确判读结果，培养临床思维能力及科学的辩证思维能力。

重点和难点

重点：

红细胞计数、白细胞计数及白细胞分类计数的正常值及其临床意义。

难点：

结合红细胞、白细胞计数及白细胞分类知识判读结果，运用内科学相关知识分析临床意义，培养临床思维。

学习内容

一、全自动血液细胞分析仪的工作原理

全自动血液细胞分析仪采用阻抗法原理（Coulter 原理）检测红细胞/血小板的数目以及体积分布，采用比色法测量血红蛋白浓度，采用半导体激光流式细胞技术获得白细胞的五分类统计计数。

(一)红细胞/血小板的检测原理

血细胞分析仪把血样本吸入细胞计数池中，与稀释液混合，形成稀释血液样本。细胞计数池中有一检测小孔，小孔两侧的正、负电极分别连接恒流电源。当稀释血液样本中的细胞（不良导体）在恒定负压的作用下通过检测小孔时，电极间的电阻发生变化，从而在电极两端形成一个同细胞体积大小成比例的脉冲信号，脉冲的个数与通过

小孔细胞数相当,脉冲的幅度与细胞的体积成正比(图5-1-1)。

依据脉冲的个数及电压幅度可绘制出直方图:横坐标表示细胞体积,纵坐标表示细胞相对数量(图5-1-2),可直观反映细胞群体的分布情况。

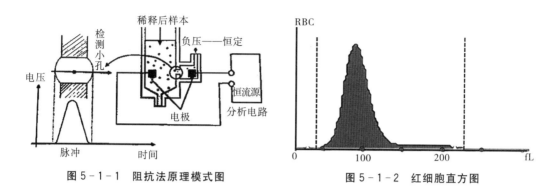

图5-1-1　阻抗法原理模式图　　　　图5-1-2　红细胞直方图

(二)白细胞的检测原理——激光流式技术

经血细胞分析仪吸入的血液样本与血溶剂混合后,红细胞被溶解,白细胞被染色。被染色的白细胞和红细胞碎片通过样本针注入充满稀释液的流动室中。在稀释液形成的鞘液包裹下,细胞经过二次加速排列成行地穿过激光检测区,细胞受到激光束的照射产生的散射光被光电二极管接收并将其转化为电脉冲(图5-1-3)。根据采集到的这些电脉冲数据,可以得到血细胞大小及细胞内部信息的三维分布图(散点图)。通过白细胞散点图和直方图,可得到白细胞五分类结果和计数结果。

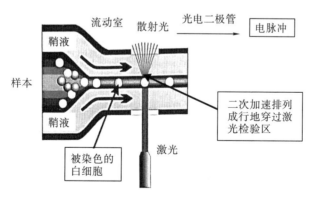

图5-1-3　激光流式技术原理模式图

(三)血红蛋白浓度检测(比色法)

被稀释的样本加入溶血剂后,红细胞溶解,释放出血红蛋白,血红蛋白与血溶剂结合后,形成血红蛋白复合物。根据朗伯比尔定律,在中心波长为530nm的LED(发光二极管)单色光照射下,可测得血红蛋白复合物溶液的透射光强,并通过计算,获得血红蛋白浓度。

二、血细胞分析检查的操作流程

血细胞分析检查的操作流程及评价如表5-1-1所示。

表5-1-1　血细胞分析检查的操作流程及评价

内容	项目	操作要点
准备工作	环境	室内清洁安静，温度适宜，光线充足
	物品	全自动血液细胞分析仪1套，采血用具1套(3mL抗凝采血管1支、无菌采血针1支、无菌棉签1包、无菌手套1副、止血带1条、0.5％碘伏1瓶、静脉采血用托盘1套、医疗垃圾桶1个)，并检查物品是否在有效期内
	开机	打开全自动血细胞分析仪，输入账号及密码，登录系统，分析仪自测
	操作者	着装整洁，戴口罩、帽子，与受检者沟通(告知采血目的、采血量等，核对其信息，包括姓名、性别、年龄、采血项目)；洗手，或应用手消毒液做手部消毒
	受检者	采血前保持放松、安静，禁止做剧烈运动及大量饮水
用静脉采血法抽取血标本	体位	嘱受检者取坐位或舒适仰卧位，充分暴露出一侧手臂，并在采血手臂下铺无菌巾
	戴手套	操作者戴无菌手套
	选择静脉	选择合适的穿刺静脉，一般取肘正中静脉
	扎止血带	于距离穿刺点5~8cm处的手臂上扎止血带
	消毒	用无菌棉签蘸取5％碘伏，以穿刺点为中心，从内到外消毒2遍，消毒范围的直径至少5cm；待干
	进针	再次核对受检者信息，嘱受检者握拳，操作者用左手绷紧穿刺部位的皮肤，右手持采血针，沿静脉走向使针头和皮肤成30°快速刺入皮肤，然后以5°角斜行向前，穿破静脉壁，进入静脉腔；见回血后，将针头顺势探入少许，以避免采血时针头滑出
	抽血	将采血针头的另一端扎入带负压的抗凝管内，利用真空采血管的负压，抽血至1~2mL后，松开止血带
	拔针	拔针后，局部按压止血5~10分钟
	物品整理	将抗凝管内的血液轻轻摇匀，备用，并再次核对受检者信息；整理采血用具，分类投放医疗垃圾
用全自动血细胞分析仪做样本分析	选模式	点击全自动血细胞分析仪屏幕"样本分析"按钮，进入样本分析界面后，点击"模式切换"，选择"全血-CBC-DIFF"工作模式，录入样本信息，点击"确定"
	吸样	把血标本置于采血针下，按吸样键吸样；吸样后，分析仪会自动进行样本分析，得出样本结果
结果分析	—	操作者打印结果报告单(表5-1-2)，根据样本结果进行分析
关机	—	检测完毕，按提示流程关机
评价	职业素养	态度和蔼，语言亲切；着装整洁，举止端庄；认真细致，关爱患者(洗手，告知事项；勿催促、嫌弃、埋怨；随时关注患者状况)
	技术操作	动作轻巧，操作熟练规范，流程准确，无菌观念强

表 5-1-2 全自动血细胞分析仪样本分析结果报告单

项目	结果举例	参考值
白细胞(WBC)	$8 \times 10^9/L$	$(4 \sim 10) \times 10^9/L$
中性粒细胞(NEUT)	$4.8 \times 10^9/L$	$(2 \sim 7) \times 10^9/L$
淋巴细胞(LYMPH)	$3.12 \times 10^9/L$	$(0.8 \sim 4) \times 10^9/L$
嗜酸性粒细胞(EO)	$0.4 \times 10^9/L$	$(0.05 \sim 0.5) \times 10^9/L$
嗜碱性粒细胞(BASO)	0	$(0 \sim 0.1) \times 10^9/L$
单核细胞(MONO)	$0.4 \times 10^9/L$	$(0.12 \sim 0.8) \times 10^9/L$
中性粒细胞百分比(NEUT%)	60%	50%～75%
淋巴细胞百分比(LYMPH%)	35%	20%～40%
嗜酸性粒细胞百分比(EO%)	0.5%	0.5%～5%
嗜碱性粒细胞百分比(BASO%)	0	0～1%
单核细胞百分比(MONO%)	4%	3%～8%
红细胞(RBC)	$5.0 \times 10^{12}/L$	$(4 \sim 5.5) \times 10^{12}/L$
血红蛋白(Hb)	130g/L	120～160g/L
血细胞比容(HCT)	43%	37%～50%
平均红细胞体积(MCV)	85fL	80～100fL
平均血红蛋白量(MCH)	29pg	27～34pg
平均血红蛋白浓度(MCHC)	335g/L	320～360g/L
血小板(PLT)	$210 \times 10^9/L$	$(100 \sim 300) \times 10^9/L$
血小板分布宽度(PDW)	16%	15%～17%
平均血小板体积(MPV)	10fL	7～11fL
大血小板比率(P-LCF)	21%	13%～43%

注：分析报告单结果时，应注意各项目的参考值及临床意义。

三、参考值及临床意义

(一)红细胞和血红蛋白

1. 参考值：具体见表 5-1-3。

表 5-1-3 红细胞计数及血红蛋白参考值

分组	红细胞计数	血红蛋白
成年男性	$(4.0 \sim 5.5) \times 10^{12}/L$	120～160g/L
成年女性	$(3.5 \sim 5.0) \times 10^{12}/L$	110～150g/L
新生儿	$(6.0 \sim 7.0) \times 10^{12}/L$	170～200g/L

2. 临床意义：见表 5-1-4、表 5-1-5。

表 5-1-4　红细胞增多的临床意义

分类			临床意义
生理性增多			见于胎儿及新生儿、高原地区居民、登山运动员；剧烈的体育运动、体力劳动、情绪激动后，红细胞也可一过性增多
病理性增多	相对增多		因血浆容量减少，故红细胞容量相对增加，如严重呕吐、腹泻、大量出汗、大面积烧伤等，可使体内水分丧失过多，导致血液浓缩
	绝对增多	原发性	原因未明的红细胞增多为主的骨髓增生性疾病，如真性红细胞增多症
		继发性	促红细胞生成素代偿性增多：由血氧饱和度减低所引起，红细胞增多的程度与缺氧程度成正比，见于肺气肿、肺源性心脏病、发绀型先天性心脏病等
			促红细胞生成素非代偿性增多：由于某些肿瘤或肾脏疾病引起促红细胞生成素增多，如肾癌、肝细胞癌、肾胚胎瘤、肾上腺皮质腺瘤、子宫肌瘤、肾盂积水、多囊肾等

表 5-1-5　红细胞减少的临床意义

分类	临床意义
生理性减少	见于妊娠中、晚期，因血浆容量明显增加而导致血液稀释，红细胞相对减少；造血功能减退，如老年人；生长发育过快，导致原料相对不足，如 6 个月至 2 岁的婴幼儿
病理性减少	见于造血功能障碍、造血原料供应不足、红细胞丢失和破坏过多等原因引起的各种贫血，如缺铁性贫血、再生障碍性贫血、溶血性贫血等

3. 贫血的分度：根据血红蛋白减少的程度进行分度（表 5-1-6）。

表 5-1-6　贫血的分度

分度	血红蛋白值
轻度贫血	男性：90g/L≤Hb<120g/L；女性：90g/L≤Hb<110g/L
中度贫血	60g/L≤Hb<90g/L
重度贫血	30g/L≤Hb<60g/L
极重度贫血	Hb<30g/L

(二)血细胞比容

血细胞比容(HCT)又称血细胞压积(PCV)，是指血细胞在血液中所占容积的比值。

1. 参考值：成年男性为 0.40～0.50；成年女性为 0.37～0.48。

2. 临床意义(表 5-1-7)：血细胞比容测定可反映红细胞的增多或减少，但受血浆容量改变的影响，同时也受红细胞体积大小的影响。

表 5－1－7 HCT 异常的临床意义

血细胞比容变化	临床意义
减低	各种原因引起的贫血、出血致红细胞减少，中晚期妊娠，原发性醛固酮增多症，过多补液等，导致血浆量增多
增加	真性红细胞增多症、缺氧、肿瘤、促红细胞生成素增多等引起红细胞增多，液体摄入不足，大量出汗，腹泻与呕吐等，导致液体丢失，引起血浆量减少

(三)红细胞平均指数

1. 参考值：成人 MCV(平均红细胞体积)为 80～100fL；MCH(平均血红蛋白量)为 27～34pg；MCHC(平均血红蛋白浓度)为 320～360g/L。

2. 临床意义：综合分析 MCV、MCH、MCHC 可进行贫血的形态学分类(表 5－1－8)。

表 5－1－8 贫血的形态学分类与临床意义

贫血类型	MCV	MCH	MCHC	临床意义
正细胞性贫血	正常	正常	正常	再生障碍性贫血、多数溶血性贫血、急性失血性贫血、白血病等
大细胞性贫血	升高	升高	正常	巨幼细胞贫血及恶性贫血
单纯小细胞性贫血	降低	降低	正常	慢性感染、炎症、肝病、尿毒症、恶性肿瘤、风湿性疾病等所致的贫血
小细胞低色素性贫血	降低	降低	降低	缺铁性贫血、珠蛋白生成障碍性贫血、铁粒幼细胞性贫血

(四)红细胞体积分布宽度

1. 参考值：11.5%～14.5%。

2. 临床意义：具体如下。

(1)用于贫血的形态学分类：根据 MCV、RDW(红细胞体积分布宽度)，可对贫血进行形态学分类(表 5－1－9)。

表 5－1－9 根据 MCV、RDW 的贫血形态学分类

贫血类型	MCV	RDW	常见疾病
大细胞均一性贫血	升高	正常	部分再生障碍性贫血
大细胞非均一性贫血	升高	升高	巨幼细胞性贫血、骨髓增生异常综合征(MDS)
正常细胞均一性贫血	正常	正常	急性失血性贫血
正常细胞非均一性贫血	正常	升高	再生障碍性贫血、阵发性睡眠性血红蛋白尿症(PNH)、葡萄糖－6－磷酸脱氢酶(G6PD)缺陷症
小细胞均一性贫血	下降	正常	珠蛋白生成障碍性贫血
小细胞非均一性贫血	下降	升高	缺铁性贫血

(2)用于缺铁性贫血的诊断和鉴别诊断：缺铁性贫血和轻型 β 珠蛋白生成障碍性贫血均表现为小细胞低色素性贫血，缺铁性贫血患者红细胞体积分布宽度增大，而珠蛋

白生成障碍性贫血患者88％的红细胞体积分布宽度为正常。缺铁性贫血患者在缺铁潜伏期时红细胞体积分布宽度即有增高，治疗后贫血已得到纠正，红细胞体积分布宽度仍未降至正常水平，可能反映体内贮存铁尚未完全补足，故红细胞体积分布宽度对缺铁性贫血治疗中的动态监测可能有一定的价值。

(五)白细胞计数与白细胞分类计数

1. 参考值：白细胞计数为 $(4\sim10)\times10^9/L$。白细胞分类计数的参考值见表5-1-10。

表5-1-10 白细胞分类计数的参考值

分类	百分率	绝对值
杆状核中性粒细胞(st)	0～5％	$(0.04\sim0.5)\times10^9/L$
分叶核中性粒细胞(sg)	50％～70％	$(2\sim7)\times10^9/L$
嗜酸性粒细胞(E)	0.5％～5％	$(0.05\sim0.5)\times10^9/L$
嗜碱性粒细胞(B)	0～1％	$0\sim0.1\times10^9/L$
淋巴细胞(L)	20％～40％	$(0.8\sim4)\times10^9/L$
单核细胞(M)	3％～8％	$(0.12\sim0.8)\times10^9/L$

2. 临床意义：详见表5-1-11。

表5-1-11 白细胞分类异常的临床意义

白细胞分类	变化	临床意义
中性粒细胞	增多	急性化脓性感染，严重组织损伤及大量血细胞破坏，急性大出血，急性中毒，白血病，骨髓增生性疾病及恶性肿瘤
	减少	某些革兰氏阴性杆菌感染、病毒感染，某些血液系统疾病慢性理化损伤，自身免疫性疾病，各种原因引起的脾肿大及脾功能亢进
嗜酸性粒细胞	增多	过敏性疾病，寄生虫病，皮肤病，血液病及某些恶性肿瘤，某些传染病
	减少	常见于伤寒、副伤寒初期，大手术、烧伤等应激状态等
嗜碱性粒细胞	增多	某些血液病(如慢性髓细胞性白血病、嗜碱性粒细胞白血病)，恶性肿瘤，过敏性疾病等
淋巴细胞	增多	感染性疾病(主要是病毒感染)，结核杆菌感染，肿瘤性疾病(如急、慢性淋巴细胞白血病，淋巴瘤)，急性传染病的恢复期，移植排斥反应
	减少	主要见于应用肾上腺激素、放射线损伤、免疫缺陷性疾病等
单核细胞	增多	某些感染性疾病(如感染性心内膜炎、疟疾、急性传染病恢复期，活动性肺结核等)，某些血液病(如单核细胞白血病、粒细胞缺乏症恢复期)

病例分析4

患者，男，32岁。

主诉：咳嗽、咳痰、发热3天，加重伴左侧胸痛1天。

现病史：患者3天前受凉后出现咳嗽、咳痰，为阵发性咳嗽，痰量不多，为白色黏痰；并感发热，体温最高可达39℃，伴寒战、头痛、全身肌肉酸痛，无盗汗。于社区医院给予消炎药及退热药(具体不详)口服治疗,无好转。1天前,上述症状加重,痰量增多,每日咳痰量约 100mL,多为黄色黏痰,带少量铁锈色痰,痰无臭味;并出现左侧胸痛,呈针刺样,于咳嗽和深呼吸时胸痛加剧,无放射性。自感呼吸困难,无头晕、心悸。今日来我院就诊,门诊拍胸片,提示"左下肺炎",遂入院治疗。患病后精神倦怠,饮食、睡眠欠佳,体重无下降,大小便正常。

体格检查:体温 39.2℃,脉搏 110 次/分,呼吸 26 次/分,血压 120/70mmHg。急性病容,神志清楚,查体合作。呼吸稍急促,无鼻翼扇动。口角可见疱疹,口唇无发绀,咽部充血,扁桃体无肿大。左侧胸廓呼吸运动减弱,语音震颤增强,叩诊呈浊音,听诊呼吸音减低,左下肺可闻及异常支气管呼吸音及细湿啰音。心界无扩大,心率 110 次/分,律齐,各瓣膜听诊区未闻及杂音。腹部柔软,无压痛及反跳痛,肝、脾肋下未触及,肝、肾区无叩击痛。双下肢无水肿。

实验室检查:血常规示白细胞计数 21.3×10^9/L,中性粒细胞百分比 87%;X 线胸片可见左下肺大片白色密度增高影。

问题:

1. 该患者的初步诊断及诊断依据是什么?

2. 诊断该病还需要完善哪些检查?应与哪些疾病进行鉴别?

3. 该病的治疗原则是什么?

具体病例分析可参考表 5-1-12。

表 5-1-12 病例分析

项目	分析要点
初步诊断	左下肺大叶性肺炎
诊断依据	病史:青年男性,既往体健。急性起病,受凉后出现咳嗽、咳铁锈色痰(考虑肺炎双球菌感染),伴发热、左侧胸痛等呼吸系统感染症状,无盗汗
	体格检查:高热,口角疱疹;出现左侧肺实变表现(左侧胸廓呼吸运动减弱,语音震颤增强,叩诊呈浊音,听诊呼吸音低,可闻及异常支气管呼吸音及细湿啰音)
	实验室检查:白细胞计数 21.3×10^9/L,中性粒细胞百分比 87%
	辅助检查:X 线胸片可见左下肺大片白色密度增高影
需要完善的检查	痰涂片、痰培养及药敏试验,C 反应蛋白,血沉等
鉴别诊断	1. 肺结核:可出现午后低热、盗汗、体重减轻等症状,X 线胸片病变多在肺尖或锁骨上下,痰中可找到结核分枝杆菌 2. 急性肺脓肿:咳大量脓臭痰,X 线胸片显示脓腔及气液平面 3. 肺癌:有咯血或痰中带血丝,痰中可发现癌细胞;白细胞不高,多无急性感染中毒症状。如在同一部位反复发生肺炎,抗生素治疗后肺部阴影吸收缓慢,考虑肺癌伴有阻塞性肺炎。可做肺部 CT、纤维支气管镜等检查进行鉴别
治疗原则	1. 抗感染治疗:首选青霉素 G。如对青霉素过敏者,可选择喹诺酮类或头孢曲松等 2. 对症支持治疗:卧床休息,注意补充足够蛋白质、热量及维生素 3. 密切观察病情变化,注意防止休克,预防并发症发生

病例分析 5(供学生练习用)

患者,男,29 岁。

主诉:转移性右下腹疼痛 6 小时。

现病史:6 小时前无诱因出现腹部疼痛,为上腹部隐痛。4 小时后疼痛逐渐加重,并转移至右下腹,无腰背部及会阴部放射痛,呈阵发性发作,伴有恶心、呕吐数次,呕吐物为胃内容物,量共约 200mL。无腹胀、腹泻,无皮肤发黄,无尿频、尿急、尿痛及血尿,无呼吸困难、胸闷及胸痛。未经诊治,今因腹痛不缓解,来我院就诊。门诊查血常规:白细胞计数 $15×10^9/L$,以"腹痛原因待查"收入院。患病以来,精神疲倦,睡眠不良,食欲欠佳,大小便正常。

体格检查:体温 38℃,脉搏 98 次/分,呼吸 23 次/分,血压 120/70mmHg。神志清楚,急性病容。全身皮肤、黏膜无黄染。双肺听诊呼吸音清晰,未闻及干、湿啰音。心率 98 次/分,律齐,各瓣膜听诊区未闻及杂音。右下腹部腹肌紧张,麦氏点压痛及反跳痛阳性,肝、脾肋下未触及,全腹叩诊鼓音,肝、肾区无叩击痛,移动性浊音阴性。双下肢无水肿。生理反射存在,病理反射未引出。

实验室检查:血常规提示白细胞计数 $17×10^9/L$,中性粒细胞百分比 80%,淋巴细胞百分比 20%。血清淀粉酶 90U/L,24 小时尿液淀粉酶 760U/L。

问题:

1. 该患者的初步诊断及诊断依据是什么?

2. 为确定诊断,还需要完善哪些检查?应与哪些疾病鉴别?

3. 该患者的治疗原则是什么?

(邵锦霞 袁 兴)

红、白细胞计数传统方法

实验二 骨髓细胞学检查

学习目标

知识目标：

1. 掌握骨髓增生程度的分级及临床意义，血细胞发育过程中形态演变的一般规律。

2. 熟悉正常骨髓细胞各系统及各发育阶段的形态学特征。

3. 了解骨髓细胞学检查的临床应用及几种常见血液病的骨髓象。

能力目标：

1. 能够正确判断骨髓增生程度分级。

2. 能够初步辨认出正常骨髓各系各发育阶段的骨髓细胞。

3. 能结合病例初步分析骨髓细胞学检查，正确判读结果，培养临床思维能力及科学的辩证思维能力。

重点和难点

重点：

1. 骨髓增生程度的分级及临床意义。

2. 血细胞发育的一般规律。

难点：

1. 辨认正常骨髓各系各发育阶段的骨髓细胞。

2. 结合病例初步分析骨髓细胞学检查，正确判读结果。

学习内容

一、骨髓细胞学检查的临床应用

1. 诊断某些造血系统疾病：对各型白血病、多发性骨髓瘤、恶性组织细胞病、再生障碍性贫血、巨幼红细胞性贫血、霍奇金病等有决定性诊断意义。这类疾病多数具有特征性细胞形态学改变，也常通过复查骨髓象来评价疗效或判断预后。

2. 辅助诊断某些疾病：如缺铁性贫血、溶血性贫血、血小板减少性紫癜、骨髓增生异常综合征（MDS）、骨髓增生性疾病、脾功能亢进、粒细胞缺乏症、粒细胞减少症、放射病等。这类疾病多数是以骨髓造血功能改变为主的疾病,需结合临床资料综合分析后才能做出诊断。

3.提高某些疾病的诊断率:利用骨髓液涂片寻找疟原虫、黑热病原虫、红斑狼疮细胞等骨髓液细胞培养,进行染色体核型分析,均可提高阳性率。

4.作为鉴别诊断的应用:临床上遇有原因不明的发热、淋巴结肿大、肝肿大或脾肿大、骨痛或关节痛时,骨髓检查有助于鉴别是否由造血系统疾病所引起。此外,某些疾病可以有血液学改变,但并不属于造血系统疾病,如出现类白血病反应、异型淋巴细胞或嗜酸性粒细胞增多等。

二、骨髓细胞学检查的方法

骨髓细胞学检查的方法如表5-2-1所示。

表5-2-1　骨髓细胞学检查的方法

步骤	操作要点
穿刺抽液	按骨髓穿刺术操作方法(见第六章"实验三 骨髓穿刺术")抽取骨髓液
涂片	将骨髓液取出后,应立即涂片,以免凝固。所用的玻片必须绝对干净,将1滴骨髓液置于玻片一端,推片6~8张,推片时注意用力均匀,动作流畅。涂片宜薄,避免细胞重叠、挤压
染色	常用方法为瑞氏染色法,与血片染色相同,但染色时间比较长
低倍镜观察	在低倍镜下观察取材、涂片、染色是否满意,选择最好的涂片进行检查: 1.取材评价:良好的骨髓涂片可见骨髓小粒,镜下可见骨髓特有的细胞。 2.涂片评价:涂片适当的骨髓片,镜下见细胞分散排列、不重叠。 3.染色评价:染色满意的骨髓涂片,镜下见细胞核、质颜色分明,颗粒清楚,无沉渣
	骨髓增生程度的判断:根据骨髓片中有核细胞与成熟红细胞的比例来估计,增生程度一般分为5级(表5-2-2)
	计数巨核细胞数目:一般低倍镜计算全片巨核细胞的数目,特别是要注意骨髓涂片的边缘及末端,以油镜鉴定发育阶段
	特殊细胞与其他:注意观察有无体积较大的特殊细胞,如转移到骨髓的癌细胞、大体积的淋巴瘤细胞、戈谢细胞、尼曼-匹克细胞等
	血液寄生虫:对于不明发热患者,注意观察成熟红细胞内有无疟原虫病原体,巨噬细胞内的黑热病原虫
油镜检查	选择染色良好、细胞分布均匀、形态展示清楚的髓膜体尾交界处观察: 1.有核细胞分类计数:在油镜下分类计数200~500个(必要时计数1000个)有核细胞,按细胞的不同系统和不同的发育阶段分别计数;然后计算出各系统细胞及其不同发育阶段细胞分别占有核细胞总数的百分数,同时计算出粒红比值(粒细胞百分比总和与有核红细胞百分比总和之比),正常粒红比值为(2~4):1,注意粒红比值的变化及临床意义(表5-2-3)。 2.观察细胞形态:在进行分类计数时,同时仔细观察各系统细胞的形态有无异常,包括成熟红细胞的形态有无异常

表 5-2-2　骨髓增生程度

增生程度	成熟红细胞∶有核细胞	有核细胞均数/高倍视野	常见原因
增生极度活跃	1∶1	>100	急、慢性白血病
增生明显活跃	10∶1	50~100	白血病，增生性贫血
增生活跃	20∶1	20~50	正常骨髓或某些贫血
增生减低	50∶1	5~10	再生障碍性贫血
增生极度减低	200∶1	<5	再生障碍性贫血

表 5-2-3　粒红比值变化的临床意义

粒红比值	临床意义
(2~4)∶1	①正常骨髓象；②病变未累及粒、红两系的疾病，如骨髓转移癌、特发性血小板减少性紫癜(ITP)、多发性骨髓瘤等；③粒、红两系平行增多(红白血病)或减少(再生障碍性贫血)
>4∶1	可由粒系增多(如急性或慢性粒细胞白血病、急性化脓性感染、中性粒细胞性类白血病反应)或红系减少(如纯红细胞性再生障碍性贫血)所致
<2∶1	可由粒系减少(如粒细胞缺乏症)或红系增多(如多种增生性贫血、真性或继发性红细胞增多症)所致

三、血细胞发育过程中形态演变的一般规律

血细胞发育过程中形态演变的一般规律如表 5-2-4 所示。

表 5-2-4　血细胞发育过程中形态演变的一般规律

细胞结构	项目	细胞变化
细胞体	大小	大—小。巨核细胞：小—大；早幼粒细胞较原粒细胞稍大
	形态	规则—不规则，如巨核细胞、单核细胞：圆形或椭圆形—不规则
细胞质	量	少—多。淋巴细胞变化不大
	染色	深蓝—浅染，甚至淡红，红细胞最终变为橙红色
	颗粒	无(原始细胞)—嗜天青颗粒(早幼粒细胞)—特异性颗粒(中性、嗜酸性、嗜碱性)；红细胞无颗粒；淋巴细胞除 NK 细胞外也无颗粒
细胞核	大小	大—小。红细胞：大—小—无；巨核细胞：小—大
	形态	规则—不规则—分叶；红细胞规则(圆形或椭圆形)
	染色质	细致、疏松—粗糙、致密或凝集成块状
	核仁	有—无
	核膜	不明显—明显
细胞核/细胞质比例		大—小。核大质少—核小质多；巨核细胞相反

四、血细胞成熟过程中的形态特点

骨髓细胞的种类甚多，会感到辨认上有困难，有些细胞大同小异，有些则差别较大，特别的原始阶段的细胞更不易辨识。学习时，要注意掌握鉴别要点中的共性和个性，同时也要熟悉各系各阶段血细胞的正常形态特征，根据其形态特征，正确辨识出各类的骨髓细胞。

(一)原始阶段细胞

1. 共同点：①细胞体积大；②细胞质呈蓝色，无颗粒；③染色质细致，有核仁。
2. 不同点：各种原始细胞的形态比较见表5-2-5。

表5-2-5　各种原始细胞形态比较

细胞结构		原始粒细胞	原始淋巴细胞	原始单核细胞	原始红细胞
细胞大小		大	较小	较大	较大
细胞质	量	少	较少	较多	少
	色	天蓝，透明	蓝，较透明	灰蓝	深蓝，混浊
细胞核	形状	圆形、卵圆形，或有凹陷	圆形	不规则，有扭折	圆形
	核膜	不清楚	清楚	不清楚	较清楚
	核仁	较小，2~5个	明显，1~2个，常为1个	大而显著，1~2个	1~5个，呈暗蓝色
	染色质	细薄纱状，分布均匀	细颗粒状，分布均匀，核膜及核仁周围浓集	纤细网状，有起伏不平感	细沙状

(二)红细胞系统细胞成熟过程中形态特征的变化(表5-2-6)

表5-2-6　红细胞系统细胞成熟过程中形态特征的变化

细胞结构	原红细胞	早幼红细胞	中幼红细胞	晚幼红细胞	成熟红细胞
细胞大小	15~22μm	11~20μm	8~18μm	7~12μm	6~9μm（平均7.5μm）
细胞质	少，深蓝色，不透明，无颗粒	多，深蓝色稍浅，无颗粒	多，灰蓝色，无颗粒	多，粉红色，无颗粒	多，粉红色，无颗粒
细胞核	大，圆形或椭圆形；染色质呈细颗粒状；核仁1~5个	>1/2细胞直径，圆形或椭圆形；染色质呈细颗粒状；有或无核仁	=1/2细胞直径，圆形；染色质呈块状或条索状；无核仁	<1/2细胞直径，圆形；染色质更密集，呈团块状；无核仁	无

(三)粒细胞系统细胞成熟过程中形态特征的变化(表5-2-7)

表5-2-7 粒细胞系统细胞成熟过程中形态特征的变化

细胞结构	原粒细胞	早幼粒细胞	中幼粒细胞	晚幼粒细胞	杆状核粒细胞	分叶核粒细胞
细胞大小	11～18μm	12～22μm	10～18μm	10～16μm	10～15μm	10～15μm
细胞质	少，透明，天蓝色，无颗粒	较多，淡蓝色，有嗜天青颗粒	较多，淡蓝或淡红色，有特异性颗粒	多，淡红色，有特异性颗粒	多，淡红色，有特异性颗粒	多，淡红色，有特异性颗粒
细胞核	较大，圆形；染色质呈细颗粒状；核仁2～5个	大，圆形或椭圆形；染色质较粗糙；有或无核仁	较小，椭圆形；染色质呈较粗颗粒状；无核仁	较小，肾形，凹陷；染色质粗糙，排列紧密；无核仁	较小，带状形，凹陷；染色质粗糙，呈小块状；无核仁	较小，分叶；染色质呈小块状；无核仁

(四)淋巴细胞系统细胞成熟过程中形态特征的变化(表5-2-8)

表5-2-8 淋巴细胞系统细胞成熟过程中形态特征的变化

细胞结构	原淋巴细胞	幼淋巴细胞	淋巴细胞	小淋巴细胞
细胞大小	10～18μm	10～16μm	13～18μm	6～10μm
细胞质	很少，蓝色或天蓝色，无颗粒	稍多，淡蓝色，无颗粒或有少许颗粒	多，淡蓝色，有少许颗粒	少，淡蓝色，无颗粒
细胞核	圆形或椭圆形；染色质呈粗颗粒状；核仁1～2个，明显	圆形或椭圆形；染色质较紧密；有或无核仁	圆形或椭圆形；染色质粗糙、致密、不均匀；无核仁，或有假核仁	圆形或椭圆形；染色质粗糙、致密、不均匀；无核仁，或有假核仁

(五)单核细胞系统细胞成熟过程中形态特征的变化(表5-2-9)

表5-2-9 单核细胞系统细胞成熟过程中形态特征的变化

细胞结构	原单核细胞	幼单核细胞	单核细胞
细胞大小	15～25μm	15～25μm	12～20μm
细胞质	丰富，灰蓝色，不透明，无颗粒	丰富，灰蓝色，有许多细小嗜天青颗粒	丰富，灰蓝色，有多数细小、分布均匀、淡紫红色颗粒
细胞核	圆形或椭圆形，有折叠、扭曲；染色质纤细、疏松；核仁1～3个，核仁大、清楚	圆形或椭圆形，有折叠、扭曲；染色质疏松、稍粗糙；有或无核仁	不规则、折叠；染色质疏松，排列呈网状；无核仁

(六)巨核细胞系统细胞成熟过程中形态特征的变化(表 5 - 2 - 10)

表 5 - 2 - 10 巨核细胞系统细胞成熟过程中形态特征变化

细胞结构	原巨核细胞	幼巨核细胞	巨核细胞	血小板
细胞大小	15~30μm	30~50μm	50~100μm	2~4μm
细胞质	深蓝色,呈海绵状,边缘不整齐,无颗粒	量多,外形不规则,蓝色或粉红色,有嗜天青颗粒	量多,深紫色或淡红色,有细小紫红色颗粒	无
细胞核	圆形、肾形,或不规则;染色质呈粗颗粒状;有2~3个核仁	肾形,或不规则;染色质粗糙;有或无核仁	不规则,或呈分叶状;染色质粗糙;无核仁	无

五、正常骨髓象的参考值

正常骨髓象的参考值见表 5 - 2 - 11。

表 5 - 2 - 11 正常骨髓象的参考值

指标	参考值
增生程度	增生活跃,粒红比值为(2~4):1
红细胞系统	占有核细胞的20%左右,其中原红细胞<2%,早幼红细胞<5%,中、晚幼红细胞各约占10%,各阶段细胞形态无明显异常
巨核细胞系统	巨核细胞7~35个/片(1.5cm×3cm)。其中,原巨核细胞为0~5%,幼巨核细胞为10%,主要是颗粒型和产血小板型,巨核细胞血小板散在或成簇分布,细胞形态无明显异常
粒细胞系统	占有核细胞的40%~60%,其中原粒细胞<2%,早幼粒细胞<5%,中性中、晚幼粒细胞各约占10%,杆状核粒细胞明显多于分叶核粒细胞,嗜酸性粒细胞<5%,嗜碱性粒细胞<1%。各阶段细胞形态无明显异常
淋巴细胞系统	占有核细胞的20%,主要是成熟淋巴细胞
浆细胞	<1%,主要是成熟阶段的细胞,细胞形态无明显异常

六、常见血液病的骨髓象

(一)几种常见贫血的骨髓象(表 5 - 2 - 12)

表 5 - 2 - 12 几种常见贫血的骨髓象特点

类型	指标	骨髓象特点
缺铁性贫血	骨髓增生	活跃或明显活跃
	粒红比值	降低
	红细胞系统	增生活跃,以中、晚幼红细胞为主,胞体小,细胞质发育落后于细胞核,血红蛋白合成不足。成熟红细胞大小不等,多数较小,中心发白区增大
	粒细胞系统	除数量相对改变外,一般无异常
	巨核细胞系统	正常或增多
	其他	细胞外铁消失;内铁明显减少,甚至消失

类型	指标	骨髓象特点
溶血性贫血	骨髓增生	明显活跃
	粒红比值	降低或倒置
	红细胞系统	显著增生，幼红细胞常＞30％，急性溶血时甚至＞50％，各阶段幼红细胞增多，以中幼红细胞及晚幼红细胞增多为主。核分裂型幼红细胞多见，可见幼红细胞边缘不规则突起、核畸形、Howell-Jolly小体、嗜碱点彩等。成熟红细胞大小不均匀，可出现特殊的异形红细胞等改变
	粒细胞系统	相对减少。早期巨粒细胞先于巨幼红细胞出现，以巨晚幼粒细胞及巨杆状核粒细胞为多见，分叶核粒细胞有分叶过多现象，具有早期诊断意义
	巨核细胞系统	大致正常或增多，也可出现胞体巨大、核分叶过多、核质发育不平衡现象
	其他	细胞内、外铁增多
再生障碍性贫血	骨髓增生	减低或极度减低
	粒红比值	正常
	红细胞系统	减少
	巨核细胞系统	减少或缺如
	其他	淋巴细胞相对增多，可达80％，网状细胞、浆细胞及组织嗜碱细胞增多；慢性型可出现灶性造血

（二）白血病的骨髓象特点（表5-2-13）

表5-2-13 白血病的骨髓象特点

类型	指标	骨髓象特点
急性白血病	骨髓增生	明显活跃或极度活跃
	粒红比值	明显增高
	红细胞系统	受抑制，细胞显著减少
	粒细胞系统	白血病类型不同，相应的白细胞系明显增生，以原始细胞及幼稚细胞为主（原始细胞＋早幼细胞或幼稚细胞≥30％）。如急性粒细胞白血病以原粒细胞及早幼粒细胞为主，急性淋巴细胞白血病以原始淋巴细胞为主，急性单核细胞白血病以原始单核细胞及幼单核细胞为主
	巨核细胞系统	受抑制，细胞显著减少
慢性粒细胞性白血病	骨髓增生	明显活跃或极度活跃
	粒红比值	明显增高
	红细胞系统	幼红细胞增生受抑制，成熟红细胞形态无明显异常
	粒细胞系统	明显增多，主要为中幼粒细胞、晚幼粒细胞及杆状核粒细胞比例显著增高，嗜碱性粒细胞及嗜酸性细胞增高。粒细胞形态异常，细胞大小不一，核染色质疏松，核质发育不平衡，细胞质中出现空泡，分裂象增加等
	巨核细胞系统	早期增多，晚期减少

(三)原发性血小板减少性紫癜的骨髓象特点(表5-2-14)

表 5-2-14　原发性血小板减少性紫癜的骨髓象特点

类型	指标	骨髓象特点
急性特发性血小板减少性紫癜	骨髓增生	明显活跃或极度活跃
	粒红比值	正常
	红细胞系统	增生活跃,各阶段细胞比例和形态一般无明显异常,因出血严重,引起红细胞系统增生,以晚幼红细胞为主
	粒细胞系统	增生活跃,阶段细胞比例和形态一般无明显异常
	巨核细胞系统	正常、增多或轻度减少,以原始巨核细胞和幼稚巨核细胞为主,细胞液量少,色偏蓝,颗粒少,常见空泡,产血小板型巨核细胞减少或缺如,血小板少见,多散在分布
慢性特发性血小板减少性紫癜	骨髓增生	明显活跃或极度活跃
	粒红比值	正常
	红细胞系统	因出血严重而发生改变
	粒细胞系统	因出血严重而发生改变
	巨核细胞系统	明显增多,大小不一,可见核质发育不平衡或空泡变性等,颗粒型巨核细胞明显增多,产血小板型巨核细胞显著减少,可见幼稚型巨核细胞产血小板现象

附：骨髓检查报告

×××医院检验报告单

姓名：×××　　科别：××　　　送检医生：×××　　　　　标本编号：0006

性别：×　　　床号：××　　　采样时间：2024-04-02　11：45：40　申请单号：×××

年龄：×　　　病历号：×××　收样时间：2024-04-02　11：46：20　骨髓片号：×××

类别：住院　　录入者：×××　临床诊断：发热待查　　　　采集部位：髂前上棘

细胞名称		骨髓片		血片
		示例/%	正常范围/%	示例/%
粒细胞系统	原始粒细胞	—	0.1～1.80	—
	早幼粒细胞	2.0	0.4～3.90	—
	中性中幼粒细胞	5.0	2.2～12.2	—
	中性晚幼粒细胞	11.0	3.5～13.2	—
	中性杆状核粒细胞	20.5	16.4～32.1	—
	中性分叶核粒细胞	10.5	4.2～21.2	76.0
	嗜酸性中幼粒细胞	—	0～1.4	
	嗜酸性晚幼粒细胞	—	0～1.8	
	嗜酸性杆状核粒细胞	—	0.2～3.9	
	嗜酸性分叶核粒细胞	2.5	0～4.2	4.0
	嗜碱性中幼粒细胞	—	0～0.2	
	嗜碱性晚幼粒细胞	—	0～0.3	
	嗜碱性杆状核粒细胞	—	0～0.4	
	嗜碱性分叶核粒细胞	—	0～0.2	
红细胞系统	原始红细胞	—	0～1.9	—
	早幼红细胞	1.0	0.2～2.6	—
	中幼红细胞	12.0	2.6～10.7	—
	晚幼红细胞	20.5	5.2～17.5	—
	早巨红细胞	—	0	
	中巨红细胞	—	0	
	晚巨红细胞	—	0	
粒系：红系		1.54：1	2.00～4.00	—
淋巴细胞系统	原始淋巴细胞	—	—	
	幼稚淋巴细胞	—	0～2.5	
	成熟淋巴细胞	13.5	10.7～43.1	16.0
	异形淋巴细胞	—	—	
	异常淋巴细胞	—	—	
单核细胞系统	原始单核细胞	—	—	
	幼稚单核细胞	—	0～0.9	
	成熟单核细胞	1.5	1.0～6.2	4.0
浆细胞系统	原始浆细胞	—	—	
	幼稚浆细胞	—	0～0.8	
	成熟浆细胞	—	0～2.1	
其他细胞	组织细胞		0.04～0.52	
	组织嗜碱细胞	—		
	分类不明细胞	—		
	髓系原幼细胞	—	—	
共分类总数		200	—	100
巨核细胞	原始巨核细胞	—	0～5	
	幼稚巨核细胞	—	0～10	
	颗粒型巨核细胞	—	10～50	
	产血小板型巨核细胞	—	20～70	
	裸核型巨核细胞	—	0～30	
红细胞	×10^12/L	Hb	g/L	RC
白细胞	×10^9/L	血小板		×10^9/L
化学染色	NAP积分值		NAP阳性率	
	POX		PAS	
	细胞内铁		细胞外铁	
	NAE		NAE-NaF	

分析及特征：

1. 取材、涂片、染色良好。

2. 有核细胞增生活跃，粒：红＝1.54：1。

3. 粒系：粒细胞各阶段比例无明显增减，形态未见明显异常

4. 红系：增生活跃，以中晚幼红细胞为主，幼红细胞和成熟红细胞形态未见明显异常。

5. 淋巴：比例及形态未见明显异常。

6. 全片见到巨核细胞17个，血小板易见，散在或小堆分布。

7. 未见寄生虫及特殊细胞。

8. 血象：白细胞数量中等，分类中性比例偏高，淋巴细胞比例偏低

意见：本次骨髓三系增生活跃，其比例、形态未见异常，请结合临床

检验者：×××　审核者：×××

检验时间：2024-04-02

报告日期：2024-04-03

病例分析6

患者，男，35岁。

主诉：头晕、乏力伴出血倾向半年，加重1周。

现病史：半年前无明显诱因出现头晕、乏力，刷牙时牙龈间断出血，下肢皮肤出现散在出血点，无鼻衄及呕血。服多剂中药（具体不详）不见好转，1周来病情加重，牙龈出血增多，皮肤出血点蔓延至全身，无血尿及便血，无腹痛及腹胀。发病以来，精神欠佳，进食好，无挑食和偏食，睡眠可，大小便无异常，体重无明显变化。

既往史：既往体健，无放射线和毒物接触史。

体格检查：体温38.4℃，脉搏104次/分，呼吸20次/分，血压100/60mmHg。神志清楚，重度贫血貌，全身皮肤散在出血点，巩膜无黄染，甲床、口唇及睑结膜明显苍白。全身浅表淋巴结未触及。胸骨无压痛。心、肺检查未见明显异常。腹软，无压痛；肝、脾肋下未触及。双下肢无水肿。生理反射存在，病理反射未引出。

实验室检查：血红蛋白60g/L，红细胞计数$2.0×10^{12}$/L，网织红细胞0.1%，白细胞计数$2.5×10^9$/L，中性粒细胞百分比30%，淋巴细胞百分比65%，单核细胞百分比5%，血小板$35×10^9$/L；骨髓增生极度减低，粒红比值为1.25:1，粒细胞系、红细胞系各阶段细胞明显减少，全片见巨核细胞2个，血小板明显减少。

问题：

1. 该患者的初步诊断及诊断依据是什么？

2. 为明确诊断，该患者还需要完善哪些检查？应与哪些疾病鉴别？

3. 该病的治疗原则是什么？

该患者的病例分析内容详见表5-2-15。

表5-2-15 病例分析

项目	分析要点
初步诊断	再生障碍性贫血
诊断依据	病史：青年男性，无明显诱因出现头晕、乏力，刷牙时牙龈间断出血，下肢皮肤出现散在出血点；既往体健，无放射线和毒物接触史
	体格检查：体温38.4℃，脉搏104次/分。重度贫血貌，全身皮肤散在出血点，巩膜无黄染，甲床、口唇及睑结膜明显苍白，肝、脾肋下未触及
	实验室检查：血红蛋白60g/L，红细胞计数$2.0×10^{12}$/L，网织红细胞0.1%，白细胞计数$2.5×10^9$/L，中性分叶核粒细胞百分比30%，淋巴细胞百分比65%，单核细胞百分比5%，血小板$35×10^9$/L；骨髓增生极度减低，粒红比值为1.25:1，粒细胞系、红细胞系各阶段细胞明显减少，全片见巨核细胞2个，血小板明显减少（三系明显减少，淋巴细胞相对增多）
需要完善的检查	血清维生素B_{12}、叶酸的测定，血清铁、铁蛋白测定，检测CD55、CD59，尿含铁血黄素试验，自身抗体（抗核抗体、抗DNA抗体等）

项目	分析要点
鉴别诊断	1. 巨幼红细胞性贫血：因严重铁缺乏、维生素 B_{12}、叶酸不足，引起全血细胞减少；需纠正贫血后再评价造血功能 2. PNH(阵发性睡眠性血红蛋白尿)：典型者出现血红蛋白尿发作，易鉴别；不典型者全血细胞减少，骨髓增生减低，无血红蛋白尿，需要动态观察，并检测 CD55、CD59 进行鉴别 3. MDS(骨髓增生异常综合征)：低增生性者，全血细胞减少；粒细胞和巨核细胞病态造血；血片和骨髓片出现异常核分裂现象，并且可出现骨髓纤维化，再生障碍性贫血无骨髓纤维化
治疗原则	1. 支持治疗：卧床休息，防止外伤及剧烈运动，不用对骨髓有损伤和抑制血小板功能的药物 2. 对症治疗：纠正贫血，预防出血，控制感染，护肝治疗 3. 针对发病机制的治疗：免疫抑制剂治疗(首选抗胸腺细胞免疫球蛋白)，促造血治疗(雄激素、造血生长因子)，造血干细胞移植

病例分析 7(供学生练习用)

患者，男，40 岁。

主诉：发热伴出血倾向 10 天。

现病史：患者于 10 天前无明显诱因发热，体温 38.2℃，伴全身酸痛。轻度咳嗽，咳少许白色黏痰，同时发现刷牙时牙龈出血以及上肢皮肤出血点。曾在当地验血"有异常"(具体不详)，自服抗感冒药治疗无效而就诊。患病以来，精神疲倦，进食少，睡眠差，二便正常，体重无明显变化。

体格检查：体温 38.2℃，脉搏 98 次/分，呼吸 20 次/分，血压 120/80mmHg。急性病容，前胸和下肢皮肤有散在出血点。全身浅表淋巴结未触及。巩膜无黄染。咽部充血，扁桃体无肿大。胸骨有轻压痛，肺叩诊呈清音，右下肺可闻及少许湿啰音。心率 98 次/分，各瓣膜听诊区未闻及杂音。腹平软，肝、脾肋下未触及。双下肢无水肿。生理反射存在，病理反射未引出。

实验室检查：血红蛋白 75g/L，红细胞计数 $2.5×10^{12}$/L，白细胞计数 $35×10^9$/L，血小板 $30×10^9$/L；骨髓增生极度活跃，粒红比值明显增加，原粒细胞占 50%。

问题：

1. 该患者的初步诊断及诊断依据是什么？

2. 为明确诊断，该患者还需要完善哪些检查？应与哪些疾病鉴别？

3. 该病的治疗原则是什么？

(邵锦霞　王文英)

实验三　尿液检查

知识目标：

1. 掌握尿液一般检查、化学检查及显微镜检查的项目、参考值及临床意义。

2. 熟悉尿液一般检查、化学检查及显微镜检查的方法，尿液标本的采集和保存。

能力目标：

1. 学会尿液一般检查、化学检查及显微镜检查的操作方法。

2. 能结合病例初步分析尿液检查结果，正确判读，培养临床思维能力及科学的辩证思维能力。

重点：

尿液一般检查、化学检查及显微镜检查的项目、参考值及临床意义。

难点：

结合病例初步分析尿液检查结果，正确判读。

一、尿液标本的采集和保存

1. 尿液标本的常用采集方法：详见表5-3-1。

表5-3-1　尿液标本的常用采集方法

项目	方法及要求
尿液一般定性检查	采集随机尿（用清洁的玻璃瓶留取任何时间的新鲜尿液）
尿液成分，早孕检查	采集晨尿（清晨起床后的第1次尿液），其浓缩、酸化、有形成分、化学成分、浓度
尿液化学成分定量检查	采集24小时尿（晨8时排空膀胱并弃去此次尿液，采集此后直至次日晨8时的全部尿液），某些疾病必须系统地测定全昼夜的尿量，并与摄入水量一起记录下来

注：女性患者于收集尿液前宜洗净阴部，排出少量尿液并弃去，收集中段的清洁尿液，切忌将阴道分泌物混入尿液中。男性患者应避免精液及前列腺液对尿液的污染。

2. 尿液的保存：若不能立即检查，则需冷藏(2～8℃，最好在30分钟内检查)或加防腐剂，如甲苯(对化学分析无妨碍)或福尔马林(对蛋白质及糖检查有影响)，进行保存。

二、尿液一般性状检查

(一)参考值(表 5 - 3 - 2)

表 5 - 3 - 2　尿液一般性状检查项目及其参考值

项目	参考值
尿量	1000～2000mL/24h(平均 1500mL/24h)
颜色与透明度	新鲜尿液呈淡黄色，清晰透明
比重	1.015～1.025，一般大于 1.020
酸碱度	新鲜尿液呈弱酸性，pH 值为 4.5～8.0，晨尿 pH 值≈6.5
气味	挥发性酸的气味

(二)临床意义

1. 尿量：健康成人尿量为 1000～2000mL/24h，平均为 1500mL/24h。24 小时尿量少于 400mL，称为少尿；若少于 100mL，则称为无尿或尿闭；若多于 2500mL，称为多尿。尿量异常的临床意义如表 5 - 3 - 3 所示。

表 5 - 3 - 3　尿量异常的临床意义

变化	分类	临床意义
多尿	生理性	饮水过多，静脉输液，精神紧张，或服用利尿剂、咖啡因、脱水剂等
	病理性	内分泌性疾病，如中枢性尿崩症、原发性醛固酮增多症等
		肾脏性疾病，如肾源性尿崩症、慢性肾盂肾炎、慢性肾炎后期、急性肾衰竭等
		代谢性疾病，如糖尿病
少尿与无尿	肾前性	休克、严重脱水、电解质紊乱、失血过多、大面积烧伤、高热、心力衰竭等
	肾性	急性肾小球肾炎、慢性肾炎发作、急性肾衰竭少尿期等
	肾后性	输尿管结石、损伤、肿瘤，膀胱功能障碍，前列腺增生等

2. 尿液颜色及透明度：正常尿液呈透明的黄色，可深可浅，主要由含有尿胆素的多少决定(尿胆素是机体新陈代谢的产物)。若机体出现发热及代谢率增加，尿色会加深。尿色的深浅还与尿量、比重有关。正常人饮大量水后、糖尿病、尿崩症表现为多尿时，尿色呈淡黄色或几乎无色。若为量少而比重大的尿，则色深如浓茶。一般情况下，酸性尿色深，碱性尿色浅。

健康人新排出的尿液是透明的，放置之后，呈逐渐下沉的云雾状物(由黏蛋白、少量上皮细胞及盐类组成)。

酸性尿经冷却后，可有淡红色的尿酸盐沉淀，稍加热，则沉淀又溶解。碱性尿内若有很多磷酸盐,可出现淡灰白色沉淀,加酸会溶解。如刚排出的尿就呈混浊,或冷却的混浊尿液加热或加酸仍不消失,应考虑为病态表现,可能由大量的有形成分(红细胞、白细胞)、盐类或微生物引起,应进一步做显微镜检查,以确定发生混浊的原因。

尿颜色以"淡黄色""黄褐色""乳白色""红色"等记录;透明度以"澄清""稍浊""混浊"等记录。

某些病理情况下,尿色可发生改变。常见的尿液颜色改变及其临床意义见表5-3-4。

表5-3-4 常见的尿液颜色改变及其临床意义

颜色	种类	特点	临床意义
红色	血尿	淡红色,云雾状,洗肉水样	泌尿生殖系统炎症、损伤、结石、出血或肿瘤等
	血红蛋白尿	暗红色、棕红色或酱油色	蚕豆病、阵发性睡眠性血红蛋白尿症(PNH)、血型不合的输血反应等
	肌红蛋白尿	粉红色或暗红色	肌肉组织广泛损伤变性,如挤压综合征、急性心肌梗死(AMI)等
	卟啉尿	红葡萄酒色	先天性卟啉代谢异常
黄色	胆红素尿	深黄色,豆油样,震荡后起泡沫	胆汁淤积性黄疸、肝细胞性黄疸等
白色	乳糜尿	乳白色,乳状混浊	丝虫病、脂肪挤压损伤、骨折、肾病综合征等
	脓尿和菌尿	白色混浊,云雾状	泌尿系统化脓性感染(肾盂肾炎、膀胱炎、尿道炎)

3. 尿液气味:正常尿液的气味来自挥发酸,久置后因尿素分解产生氨味。如果新鲜尿液有氨臭味,多见于尿潴留合并感染;有烂苹果味,多见于糖尿病酮症酸中毒;有蒜臭味,多见于有机磷中毒。此外,进食某些食物、药物,如葱、蒜等,尿液可带特殊气味。

4. 尿比重:指在4℃条件下尿液与同体积纯水的重量之比,是衡量尿液中所含溶质浓度的指标。比重与尿液中水分、盐类以及有机物含量和溶解度有关,与尿液溶质的浓度成正比。尿比重出现异常的临床意义如表5-3-5所示。

表5-3-5 尿比重异常及其临床意义

变化	特点	临床意义
增大	>1.025(高渗尿)	常见于肾前性少尿、糖尿病、急性肾小球肾炎、肾病综合征等
减小	<1.015(低渗尿)	常见于大量饮水、慢性肾小球肾炎、慢性肾衰竭、尿崩症等
固定	固定于1.010±0.003	提示肾脏浓缩稀释功能丧失

5. 尿液酸碱度:测定尿液酸碱度时,应使用新鲜尿液。尿液长期放置后,由于细菌的作用,尿液的尿素可转化为碳酸铵(氧发酵),使尿液呈碱性。

尿液酸碱度受食物、药物和多种疾病的影响,尿液酸碱度的变化及其临床意义见表5-3-6。

表 5 - 3 - 6　尿液酸碱度的变化及其临床意义

pH 值变化	临床意义
降低	进食肉类、混合性食物，服用维生素 C、氯化铵等酸性药物，酸中毒，糖尿病，痛风，高热，低钾性代谢性碱中毒
增高	进食蔬菜、水果，服用碳酸氢钠、噻嗪类利尿药，碱中毒，肾小管性酸中毒，尿液放置过久（因尿素被分解而释放氨，使尿液呈碱性）

三、尿液化学检查(尿液干化学分析仪检测法)

(一)尿液干化学分析仪的工作原理

尿液干化学分析仪可用于对尿液进行定性和半定量检测。分析仪主要是利用光学系统进行检测，可同时检测多个项目。试纸条上的试剂模块可检测尿液中多种不同的化学成分。试剂模块与尿液反应，颜色发生变化，被检测槽特定光线照射，形成不同的反射光谱，通过仪器分析后，定性或半定量结果会显示在屏幕上。

(二)尿液干化学检测的操作方法(表 5 - 3 - 8)

表 5 - 3 - 8　尿液干化学检测的操作方法

内容	项目	操作要点
准备工作	环境	室内清洁，通风良好，温度适宜，光线充足
	物品	尿液干化学自动分析仪 1 套，试管 1 支，尿杯、试管架各 1 个，尿液干化学分析试纸、滤纸或纸巾若干，酒精 1 瓶，医疗垃圾桶 1 个
	操作者	着装整洁，戴口罩、帽子，与受检者沟通（告知尿液标本采集的方法及量，核对其信息，包括姓名、性别、年龄、检查项目等）
	受检者	嘱收集标本前禁做剧烈运动及大量饮水
操作过程	采集尿标本	嘱受检者取 1 个尿杯及 1 支试管，先用尿杯取新鲜随机中段尿（不间断排尿，弃去前、后时段的尿液，采集中间时段的尿液），再把尿杯中的尿液倒进试管中，采集量为 10mL
	开机	打开尿液干化学自动分析仪电源，仪器自检后，显示主菜单，进入待机状态
	戴手套	操作者戴无菌手套
	蘸取标本	取尿液干化学试纸(试带)1 条，放进采集好的尿液标本试管中，全部含有试剂的模块都应浸泡在尿液里，让试剂与尿液充分接触后(1～2 秒)，再取出试纸
	吸干余尿	用滤纸吸干试剂模块侧面及背面多余的尿液
	装载试纸	把吸取样本尿液的试纸平放在检测载物台上，并把试纸推至顶端
	检测，结果输出	点击"开始"按钮，开始检测，载物台自动收回到仪器检测槽内，检测槽自动分析，经过微处理器处理，计算出尿液中各化学成分的浓度，并将结果为定性或半定量的数据显示在屏幕上
	打印并分析结果	分析仪会自动打印结果；根据结果，结合受检者的病史资料进行分析
整理物品	—	操作完毕后，清洗检测槽，关闭分析仪。用酒精擦拭分析仪，整理台面物品，将垃圾分类投放

（三）尿液干化学检测法的参考值（表 5 - 3 - 9）

表 5 - 3 - 9　尿液干化学检测法的参考值

指标	参考值		指标	参考值
蛋白质（PRO）	定性：阴性（一）		酮体（KET）	阴性（一）
	定量：0～80mg/24h		尿胆原（URO）	定性：阴性（一）或弱阳性（±）
葡萄糖（GLU）	定性：阴性（一）			定量：≤10mg/L
	定量：0.56～5.0mmol/24h		胆红素（BIL）	阴性（一）
白细胞（LEU）	阴性（一）		隐血（BLD）	阴性（一）
亚硝酸盐（NIT）	阴性（一）		比重（SG）	1.015～1.025
酸碱度（pH）	4.5～8.0		维生素 C	阴性（一）

（四）临床意义

1. 尿蛋白：健康成人每天通过尿液排出的蛋白质极少，为 30～130mg。常规定性方法检查呈阴性。当尿蛋白浓度大于 100mg/L 或 150mg/24h，蛋白质定性检查结果呈阳性。尿蛋白阳性的临床意义见表 5 - 3 - 10。

表 5 - 3 - 10　尿蛋白阳性的临床意义

分类	临床意义
生理性	功能性蛋白尿：如剧烈运动、劳累、受寒、发热及精神紧张引起的蛋白尿；体位性蛋白尿：又称直立性蛋白尿，多发生于瘦高体型的青少年
病理性	见于急性肾炎、肾缺血、糖尿病肾病、系统性红斑狼疮、肾盂肾炎、肾病综合征等

2. 尿糖：健康人尿液中有微量葡萄糖，定性检查为阴性。尿糖定性检查呈阳性的尿液，称为糖尿。出现糖尿的临床意义见表 5 - 3 - 11。

表 5 - 3 - 11　糖尿的临床意义

分类	临床意义
血糖增高性糖尿	1. 代谢性糖尿：见于糖尿病； 2. 应激性糖尿：见于颅脑外伤、脑血管意外等，可出现暂时性高血糖和糖尿； 3. 内分泌性糖尿：肾上腺素、糖皮质激素、生长激素等分泌过多，使血糖增高； 4. 摄入性糖尿：短时间内大量输注高渗葡萄糖溶液或摄入大量糖类
血糖正常性糖尿	见于肾病综合征、慢性肾炎、间质性肾炎等
其他糖尿	体内代谢失调或进食乳糖、半乳糖、甘露糖、果糖及一些戊糖等过多
假性糖尿	尿液中含有某些还原性物质及药物，如维生素 C、尿酸、葡萄糖醛酸、链霉素、异烟肼、阿司匹林、水杨酸等

3. 白细胞：尿液中白细胞出现阳性结果，提示泌尿系统或邻近器官有感染性病变，如急、慢性肾盂肾炎，膀胱炎，尿道炎，成年女性生殖系统有炎症等。需要注意的是，急性肾小球肾炎也可以出现短时间尿白细胞阳性。

4. 亚硝酸盐：阳性多见于大肠埃希菌引起的感染。使用大量的维生素 C、利尿剂，蛋白质摄入量不足，无法正常饮食，均可造成假阴性。

5. 酮体：为脂肪氧化代谢过程中的中间代谢产物，包括乙酰乙酸、β-羟丁酸和丙酮。尿酮体检查主要用于糖代谢障碍和脂肪不完全氧化的判断与评价。尿酮体阳性主要见于糖尿病酮症酸中毒，也可见于感染性疾病(如肺炎、伤寒、败血症、肺结核等)、严重呕吐、剧烈运动后、腹泻、长期饥饿、禁食、全身麻醉后等患者。

6. 尿胆原和尿胆红素：尿胆原和尿胆红素检查主要用于黄疸的鉴别。其变化特点见表 5-3-12。

表 5-3-12　不同类型黄疸尿胆原和尿胆红素的变化特点

类型	尿颜色	尿胆原	尿胆素	尿胆红素
肝细胞性黄疸	深黄色	阳性	阳性	阳性
溶血性黄疸	深黄色	强阳性	阳性	阴性
胆汁淤积性黄疸	深黄色	阴性	阴性	阳性
正常人	浅黄色	弱阳性/阴性	阴性	阴性

7. 尿液隐血：尿液隐血阳性常见于肾小球肾炎，以及泌尿系结石、结核或恶性肿瘤等。

8. 尿液维生素 C：尿液维生素 C 阳性对隐血、胆红素、亚硝酸盐、葡萄糖的检查结果会产生干扰，可使结果呈假阴性。

四、显微镜检查

(一)标本制备

将新鲜尿液置于载玻片上；或取新鲜尿液 10mL，置于离心管中，以 1000～1500r/min 离心沉淀 5～10 分钟，弃去上清液，剩余约 0.5mL，混匀后，取一小滴置于载玻片上。

(二)检查方法及报告方式

镜检时，光线应较弱，以免遗漏透明物质。先用低倍镜观察标本大致情况，然后再用高倍镜仔细观察。每片至少观察 10 个高倍视野，管型观察 20 个低倍视野。

报告方式以检查视野中的最低数至最高数报告，如红细胞 1～4 个/高倍视野，透明管型 0～1 个/低倍视野。

(三)尿沉渣中的有形成分及其参考值(表5-3-13)

表5-3-13　尿沉渣中的有形成分及其参考值

指标(有形成分)		参考值
细胞	红细胞	玻片法:平均为0~3个/高倍视野;定量检查:每微升0~5个
	白细胞	玻片法:平均为0~5个/高倍视野;定量检查:每微升0~10个
	上皮细胞	移行上皮细胞:无或偶见; 肾小管上皮细胞:无; 鳞状上皮细胞:男性偶见,女性为3~5个/高倍视野
管型		偶见透明管型
结晶		可见草酸钙结晶、磷酸盐结晶、马尿酸结晶、尿酸结晶、碳酸钙结晶等,这些结晶与饮食及代谢有关

(四)尿沉渣中各种有形成分的形态及其临床意义

1. 细胞:具体如下。

(1)白细胞:呈正圆形。正常尿液含有少量白细胞(离心尿0~5个/高倍视野,非离心尿0~3个/高倍视野)。若尿沉渣镜检>5个/高倍视野,即为白细胞增多,可见于泌尿系统感染、系统性红斑狼疮等。成年女性尿内的白细胞可由生殖道的脓性分泌物(白带)而来。

(2)红细胞:新鲜尿内红细胞比白细胞稍小,正常人尿沉渣镜检红细胞计数0~3个/高倍视野。红细胞>3个/高倍视野,称为镜下血尿。尿红细胞计数增多,可见于急性肾炎、慢性肾炎、膀胱炎、尿道炎、肾结石、肾结核等。

2. 管型:为直或稍弯曲的圆柱状体,两边平行,两端稍圆钝,长短、粗细不等。管型的种类有以下几种。

(1)透明管型:较细,为无色透明、内部不含颗粒的圆柱状体,正常尿内偶可见到,常见于肾炎、肾淤血、发热性疾病等。

(2)细胞管型:在管型基质内含有某种细胞,该细胞数量超过管型体积的1/3以上,称为细胞管型。按细胞的种类不同,细胞管型可分为以下几型。①白细胞管型:见于肾盂肾炎、肾脏化脓性疾病或免疫性反应。②红细胞管型:见于急性肾小球肾炎、慢性肾炎急性发作、肾小球出血等。③上皮细胞管型:见于肾小球肾炎、间质性肾炎、肾小管坏死。

(3)蜡样管型:由颗粒管型(管型基质内含有颗粒的量超过管型体积1/3以上)衍化而来,肾单位长期阻塞、肾小管有严重病变时,预后差;见于慢性肾衰竭、肾淀粉样变。

3. 结晶体：具体如下。

(1)酸性尿中可见的结晶：尿酸结晶、草酸钙结晶、无定形尿酸盐。

(2)碱性尿中可见的结晶：三磷酸盐、磷酸钙结晶、碳酸钙结晶、尿酸铵结晶、无定形磷酸盐等。

正常尿中可见上述结晶，无临床意义。

(3)磺胺药结晶：为无色透明长方形六面体。服磺胺药时，如果尿内有大量药物结晶出现，应考虑到发生泌尿道并发症的可能，必须立即停药。

(4)胆红素结晶：为黄红色成束的针状或小块状结晶，见于胆汁淤积性黄疸、肝硬化、肝癌、急性肝坏死、急性磷中毒等。

病例分析 8

患者，男，19 岁，未婚。

主诉：咽部不适 2 周，水肿、尿少 1 周。

现病史：2 周前受凉后出现咽部不适，伴轻咳、无痰，无胸闷、气促，无发热，无恶心、呕吐。自服"氟哌酸"无好转，症状持续存在。1 周来，感双眼睑水肿，晨起时明显，双下肢有肿胀感，同时尿量减少（200～500mL/d），尿色呈洗肉水样。感轻度腰酸、乏力，无尿频、尿急、尿痛，无尿流不畅，无关节疼痛。于外院查尿蛋白（＋＋＋），红细胞、白细胞不详，血压升高（具体不详），口服"保肾康"，症状无好转，为求进一步诊治，遂来我院。患病以来，精神、食欲尚可，大便无明显改变，体重增加，具体数据不详。

体格检查：体温 36.8℃，脉搏 86 次/分，呼吸 18 次/分，血压 160/90mmHg。神志清，全身皮肤黏膜无黄染、皮疹及出血点。浅表淋巴结未触及。双眼睑水肿，咽部充血，扁桃体不大。双肺呼吸音清，未闻及干、湿啰音。心率 86 次/分，律齐，各瓣膜听诊区未闻及杂音。腹软，无压痛、反跳痛，肝、脾未触及，移动性浊音阴性。双肾区无叩痛，双下肢轻度凹陷性水肿。生理反射存在，病理反射未引出。

实验室检查：血常规中，血红蛋白140g/L，白细胞计数 7.7×10^9/L，血小板 210×10^9/L。尿常规中，蛋白（＋＋），24 小时尿蛋白定量 3g，尿白细胞计数 0～1 个/高倍视野，红细胞计数 20～30 个/高倍视野，偶见颗粒管型。肝功能正常，白蛋白35.5g/L；乙肝五项检查无异常；总胆固醇 4.5mmol/L，甘油三酯 1.5mmol/L，低密度脂蛋白胆固醇2.2mmol/L，高密度脂蛋白胆固醇 1.2mmol/L。

问题：

1. 该患者的初步诊断及诊断依据是什么？

2. 为确定诊断，该患者还需要完善哪些检查？应与哪些疾病鉴别？

3. 该病的治疗原则是什么？

该患者的病例分析详见表 5-3-14。

表 5-3-14　病例分析

项目	分析要点
初步诊断	急性肾小球肾炎
诊断依据	病史：青年男性，既往体健。2 周前有咽部不适，即"上感"，继之出现水肿、少尿、血尿、蛋白尿
	体格检查：血压 160/90mmHg，咽部充血，双眼睑及双下肢水肿
	实验室检查：尿常规中，蛋白（＋＋），24 小时尿蛋白定量 3g，红细胞计数 20～30 个/高倍视野；肝功能、白蛋白正常，乙肝五项及血脂检查无异常
需要完善的检查	肾功能、血 IgG、IgM、IgA、补体 C3、抗链球菌溶血素 O 试验、肾脏彩超，必要时可做肾活检
鉴别诊断	1. 系膜毛细血管性肾小球肾炎：除了表现为急性肾炎综合征外，常伴有肾病综合征，病情无自愈倾向，可持续出现低补体血症，8 周内无法恢复； 2. 系膜增生性肾小球肾炎（IgA 肾病）：可有前驱感染病史，感染后数小时至数日内出现肉眼血尿，血尿可反复发作；呈现急性肾炎综合征；血清 C3 一般正常，无自愈倾向。部分患者血清 IgA 升高
治疗原则	1. 一般治疗：急性期应卧床休息，予以低盐饮食；有氮质血症者，需限制蛋白质摄入； 2. 抗感染治疗：有感染灶者，首选青霉素治疗； 3. 对症治疗：包括利尿消肿、降血压、预防心脑合并症的发生； 4. 中医治疗：采用祛风利水、清热解毒、凉血止血等中医药治疗； 5. 透析治疗：发生急性肾衰竭，且有透析指征时，应及时给予透析治疗

病例分析 9（供学生练习用）

患者，女，58 岁，已婚。

主诉：反复尿频、尿急 2 周，加重伴腰痛 3 天。

现病史：2 周前无明显诱因出现尿频、尿急，每次尿量不多，感尿不尽，无尿痛，无咳嗽、咳痰，无恶心、呕吐，无肉眼血尿，无乏力，自服"阿莫西林（剂量不详）"后症状稍缓解。近 3 天上述症状加重，伴有腰痛、发热，体温最高达 38.7℃，无盗汗。为进一步诊治，入院治疗。患病以来，精神、食欲可，大便无明显异常。

既往史：患"糖尿病"5 年，血糖控制尚好。

体格检查：体温 38.8℃，脉搏 80 次/分，呼吸 18 次/分，血压 130/80mmHg。全身皮肤黏膜未见黄染及出血点。双肺呼吸音清，未闻及干、湿啰音。心率 80 次/分，律齐，各瓣膜听诊区未闻及杂音。腹软，无压痛、反跳痛，肝、脾未触及，全腹叩诊呈鼓音。双肾区有叩痛。双下肢无水肿。生理反射存在，病理反射未引出。

实验室检查：血常规中，血红蛋白 100g/L，红细胞计数 $3.2×10^{12}$/L，白细胞计数 $15×10^9$/L，中性粒细胞百分比 84%，淋巴细胞百分比 16%。尿常规见乳白色混浊尿液，蛋白（＋＋＋），白细胞（＋＋＋），红细胞（＋＋）。

问题：

1. 该患者的初步诊断及诊断依据是什么？

2. 为明确诊断，该患者还需要完善哪些检查？应与哪些疾病鉴别？

3. 该病的治疗原则是什么？

（邵锦霞　马　平）

实验四　粪便检查

学习目标

知识目标：

1. 掌握粪便一般性状、显微镜检查及隐血试验检查的参考值及临床意义。

2. 了解粪便标本的采集方法及注意事项，一般性状、显微镜检查及隐血试验检查的方法。

能力目标：

能结合病例初步分析粪便检查结果，正确判读，培养临床思维能力及科学的辩证思维能力。

重点和难点

重点：

粪便一般性状、显微镜检查及隐血试验检查的参考值及临床意义。

难点：

结合病例分析粪便检查结果，正确判读。

学习内容

一、粪便标本的采集方法及注意事项

1. 采集方法：采集新鲜粪便，选取异常部分；无异常时，可多部位采集并及时送检。

2. 注意事项：具体如下。

(1)标本不得混有尿液、消毒剂和污水等，避免破坏其有形成分和病原体。

(2)应选取含有黏液、脓液和血液等病理成分的部分。

(3)标本采集后 1 小时内完成检查，否则可因消化酶、酸碱度变化以及细菌的作用等因素导致粪便有形成分被破坏。

(4)采集标本的容器应清洁、干燥、有盖，不吸水和渗漏；若做细菌学检查，要采用灭菌有盖的容器采集标本。

（5）任何标本都应视为潜在的高危病原菌感染源，故采集标本时要特别小心，务必使用合适的器具移取标本，避免被标本感染或污染环境。

二、粪便常规检查指标及其参考值

粪便常规检查指标及其参考值如表5－4－1所示。

表5－4－1　粪便常规检查指标及其参考值

指标		参考值
一般性状	成人粪便	每天一般排便1次，重量为100～300g
		颜色：呈黄褐色
		性状：为成形软便
		气味：有粪臭味
		黏液：有少量黏液
		寄生虫和结石：无寄生虫及虫卵，可发现胆石、粪石等
	婴幼儿粪便	可为黄色或金黄色糊状便
细胞		无红细胞，偶见白细胞，少见柱状上皮细胞
食物残渣		偶见淀粉颗粒、脂肪小滴，可见少量肌肉纤维、结缔组织、弹力纤维、植物细胞和植物纤维
粪便隐血试验		阴性

三、粪便常规检查的方法及临床意义

（一）一般性状检查

肉眼检查内容包括颜色、硬度、形状、气味等，注意有无黏液、脓血、未消化食物与寄生虫等。

1. 量：粪便量常随食物的种类、饮食量以及消化功能状态而变化。细粮和肉食者粪便量较少，粗粮和以蔬菜为主者粪便量较多。

2. 颜色：正常人粪便因含有粪胆素，故为黄褐色。粪便颜色可随食物的不同而出现变化。在病理情况下，颜色也会出现改变（表5－4－2）。

表5－4－2　粪便颜色变化及其临床意义

颜色	生理性	病理性（常见病变）
淡黄色	婴儿粪便，服用大黄、番泻叶等	胆囊炎、病毒性肝炎等引起胆红素增多
红色	食用大量番茄、西瓜或服用利福平等	痔疮、肛裂、直肠癌等
果酱色	食用大量咖啡、可可、桑葚等	阿米巴痢疾、肠套叠等
柏油色	食用动物血和肝脏或服用铁剂等	上消化道出血等
绿色	食用大量绿色蔬菜，或见于婴儿腹泻	消化不良、肠道菌群失衡等
白陶土色	食用大量脂肪类食物或服用硫酸钡等	胆汁淤积性黄疸

3. 性状：正常人粪便软而成形。粪便性状改变及其临床意义见表 5-4-3。

表 5-4-3　粪便性状改变及其临床意义

粪便	性状特点	临床意义（常见病变）
变形便	呈细条、扁片状	肠痉挛、直肠或肛门狭窄
	呈细铅笔状	肠痉挛、肛裂、痔疮、直肠癌
	球形硬便	习惯性便秘、老年人排便无力
鲜血便	鲜红色，滴落于排便之后，或附在粪便表面	痔疮、肛裂、直肠癌肠息肉
脓血便	脓样、脓血样、黏液血便，或黏液脓血便	阿米巴痢疾、细菌性痢疾、结肠癌、肠结核
黏液便	黏液混于粪便中，或附在粪表面	肠道炎症或受刺激、肿瘤或某些细菌性痢疾
米泔样便	呈白色淘米水样，含有黏液片块	霍乱、副霍乱
稀汁便	呈稀水样	艾滋病伴肠道隐孢子虫感染
	呈洗肉水样	副溶血性弧菌食物中毒
	呈红豆汤样	出血性小肠炎
	脓样，含有膜状物	假膜性肠炎

4. 气味：正常粪便的臭味系由蛋白质在肠内被细菌破坏而产生靛基质及粪臭素等所致。慢性结肠炎、胰腺疾病、消化道大出血，特别是直肠癌溃烂继发感染时，粪便会有恶臭。阿米巴肠炎时，粪便有腥臭味。脂肪、糖类消化不良或吸收不良，由于脂肪酸分解或糖的发酵，可使粪便出现酸臭味。

5. 黏液、脓血：正常粪便内含有少量黏液。黏液增多为肠壁受刺激或炎症所致；脓血便提示下消化道病变，如痢疾。

6. 寄生虫：肠道寄生虫感染时，粪便中可出现寄生虫或其虫卵，如蛔虫、蛲虫、绦虫等。

（二）显微镜检查

标本涂片的制备：取清洁玻片，滴上 2 滴生理盐水，用小竹签挑取粪便少许，置于生理盐水中调匀，制成厚薄适当的湿涂片（厚薄以恰能透见书本上的字为宜）。先在低倍镜下仔细检查，选择适当区域，换成高倍镜详细观察。

1. 细胞：有红细胞、白细胞、巨噬细胞、上皮细胞等。正常粪便中可见少量肠壁脱落的上皮细胞。发生肠炎时，有大量上皮细胞；发生细菌性痢疾时，可见许多白细胞及巨噬细胞；发生阿米巴性痢疾时，可见大量成堆的红细胞和较少的白细胞，同时粪便中可见较多的嗜酸性粒细胞，还可伴有夏克-雷登结晶。

2. 寄生虫卵：发生各种寄生虫病时，可查出相应的寄生虫卵。注意比较虫卵的大小、色泽、卵壳厚薄及其内部结构的特点。

3. 原虫和包囊：发生阿米巴性痢疾时，可找到阿米巴滋养体或包囊。注意有无肠鞭毛虫（包括蓝氏贾第虫及肠滴虫等）。

4. 食物残渣：有肌肉纤维、植物细胞、脂肪淀粉颗粒等。大量肌肉纤维存在于粪便中，可见于蛋白质消化不良，如胰腺消化蛋白功能降低；若有大量脂肪，见于婴儿消化不良或胰腺功能不全；若有大量淀粉颗粒，表示小肠消化功能失常或胰腺功能障碍。

(三)粪便隐血试验

1. 免疫胶体金法。

(1)原理：将单克隆技术与胶体金技术结合，利用抗人血红蛋白或抗人红细胞基质的单克隆抗体，与人血红蛋白或人红细胞有高度特异性的特点检测粪便隐血。

(2)检查方法：如表5-4-4所示。

表5-4-4　粪便隐血试验(免疫胶体金法)检查方法

内容	项目	操作要点
准备工作	环境	室内清洁，通风良好，温度适宜，光线充足
	物品	粪便隐血(FOB)试剂1套(样本收集管、试剂条、小收集杯1个)
	操作者	着装整洁，戴口罩、帽子，与受检者沟通(核对样本收集管信息，包括姓名、性别、年龄、检查项目等)，派发样本收集管于受检者，并告知粪便标本采集的方法及量
	受检者	嘱采集标本前应进食清淡饮食，不食动物血
操作过程	采集标本	嘱受检者取粪便样本收集管1个，拧开收集管的盖子(带取样棒)，用取样棒多点采集新鲜粪便(至少6个点)，尽量采集粪便的异常部分。每取1个点，将取样棒放回收集管，在缓冲液中洗涮1次，再取出采集下一个点。采集完毕，将取样棒放回取样管内，拧紧盖子
	戴手套	操作者戴无菌手套
	滴样本混悬液	顺时针拧开取样管上的小帽盖，倒置取样管，往小收集杯内滴8～10滴样本混悬液
	检测	取出试剂条，把试剂条检测端浸泡在小收集杯的样本混悬液中，注意液体不能超过"MAX"标志线，等待紫红色条带出现
	判读	于5分钟时判读(10分钟后无效)。若试剂条质控区及测试区均出现紫红色条带，则为阳性；若只有质控区出现紫红色条带，则为阴性；若只有测试区出现紫红色条带或质控区及测试区均无出现紫红色条带，则为无效
整理物品	—	操作完毕后，整理台面物品，将垃圾分类投放

2. 过氧化氢＋联苯胺冰醋酸法。

(1)标本：试验前3日，嘱受检者禁食肉类、猪血及含叶绿素丰富的食物，以免出现假阳性。

(2)原理：血红蛋白中的含铁血黄素有催化过氧化物分解的作用，能分解过氧化氢而放出新生态氧，将联苯胺氧化为联苯胺蓝而显蓝色。

(3)操作方法：用小竹签挑取少量粪便，置于玻片上，然后加联苯胺冰醋酸饱和液及过氧化氢溶液各2滴，立即观察结果(表5-4-5)。

表 5 - 4 - 5　粪便隐血试验结果判断

试验结果	符号记录方法
立即出现深蓝绿色	＋＋＋＋
半分钟时出现蓝绿色	＋＋＋
1 分钟时出现蓝绿色	＋＋
2 分钟时出现蓝绿色	＋
5 分钟时无颜色改变	－

3. 临床意义：具体如下。

(1)诊断消化道出血：凡是能引起消化道出血的疾病或损伤，都可使粪便隐血试验呈阳性反应。

(2)鉴别溃疡与肿瘤：粪便隐血试验对消化性溃疡诊断的阳性率为 40％～70％，且呈间断性阳性。粪便隐血试验对消化道恶性肿瘤诊断的阳性率达 95％，且呈持续性阳性。

(3)消化道恶性肿瘤的筛查：①粪便隐血试验常作为消化道恶性肿瘤的筛查试验。②对 50 岁以上的无症状的中老年人，建议每年做一次粪便隐血试验检查。③粪便隐血试验结果应与临床其他资料结合分析，进行诊断与鉴别诊断。

病例分析 10

患者，男，26 岁。

主诉：腹痛、腹泻、发热 3 天。

现病史：3 天前因不洁饮食后出现左下腹部阵发性疼痛，排便后稍缓解，无牵涉痛；伴腹泻，大便每日 10 余次，每次量不多，为少量脓血便，以脓为主，无特殊恶臭味，伴里急后重。无恶心和呕吐；伴发热，体温 38.2℃，畏寒，无寒战。自服"黄连素，3 次/天，2 片/次"及"扑热息痛，1 片"无好转。为进一步治疗，遂到我院就诊。自患病以来，精神疲倦，进食少，睡眠稍差，体重似略下降(具体未测)，小便正常。

体格检查：体温 38.5℃，脉搏 96 次/分，呼吸 20 次/分，血压 120/80mmHg。急性病容，神志清楚。全身皮肤、黏膜未见黄染、皮疹及出血点，浅表淋巴结未触及。双肺呼吸音清，未闻及干、湿啰音。心率 96 次/分，律齐，各瓣膜听诊区未闻及杂音。腹平软，左下腹有压痛，无肌紧张和反跳痛，未触及肿块，肝、脾肋下未触及，移动性浊音(−)；肠鸣音 10 次/分，音调不亢。生理反射存在，病理反射未引出。

实验室检查：血常规示血红蛋白 124g/L，白细胞计数 16.4×10^9/L，中性粒细胞百分比 88％，淋巴细胞百分比 12％，血小板 200×10^9/L；粪便常规见黏液脓血便，白细胞＞15 个/高倍视野，红细胞计数 3～5 个/高倍视野；尿常规(−)。

问题：

1. 该患者的初步诊断及诊断依据是什么？

2. 为明确诊断，该患者还需要完善哪些检查？应与哪些疾病鉴别？

3. 该病的治疗原则是什么？

该患者的病案分析详见表 5-4-6。

表 5-4-6　病例分析

项目	分析要点
初步诊断	急性细菌性痢疾
诊断依据	病史：青年男性，不洁饮食后出现腹痛、腹泻，伴发热；腹痛位于左下腹部，呈阵发性；大便每日 10 余次，每次量不多，呈脓血便，伴里急后重
	体格检查：发热(体温 38.2℃)，左下腹压痛，无肌紧张和反跳痛，未触及肿块；肠鸣音活跃(10 次/分)，音调不亢
	实验室检查：血常规示白细胞增高，以中性粒细胞为主(白细胞计数 16.4×10^9/L，中性粒细胞百分比 88%)；粪便常规见黏液脓血便，大量白细胞(白细胞>15 个/高倍视野，红细胞计数 3~5 个/高倍视野)
需完善的检查	粪便细菌培养及药敏试验，必要时做纤维肠镜检查及组织学检查
鉴别诊断	1. 急性胃肠炎(普通型)：有不洁饮食史，一般为轻型腹泻，粪便呈黄色或黄绿色，有少量黏液，一般无里急后重；粪便中可分离出致病菌(非痢疾杆菌)。 2. 溃疡性结肠炎：多缓慢起病，一般无不洁饮食史，腹痛部位在左下腹或下腹部，有疼痛—便意—便后缓解的规律；可通过粪便细菌培养、结肠镜检查及镜下取活组织检查进行鉴别。 3. 阿米巴痢疾：起病往往缓慢，便时有不同程度的腹痛与里急后重。大便带血和黏液，多呈果酱样，具有腥臭味；粪便中可查到滋养体。 4. 左侧大肠癌：粪便隐血试验阳性，可出现排便习惯、粪便性状的改变，多为血便或脓血便，伴里急后重，也可表现为腹泻与便秘交替；纤维肠镜及组织学检查可鉴别
治疗原则	1. 一般治疗：卧床休息，消化道隔离(隔离至临床症状消失，大便培养连续 2 次阴性)，予以流质或半流质饮食。 2. 抗感染治疗：可根据粪便培养的药敏结果选择敏感抗生素，常用的有喹诺酮类，如诺氟沙星、氧氟沙星等。 3. 对症治疗：保持水、电解质和酸碱平衡，注意补液。发生痉挛性腹痛时，可给予阿托品或进行腹部热敷。有发热者，以物理降温为主，高热时可给予退热药

病例分析 11(供学生练习)

患者，男，35 岁。

主诉：间歇性腹痛、腹泻 1 年，加重 3 天。

现病史：1 年前无明显诱因出现右下腹疼痛，多为隐痛，进食后腹痛加重，排便后腹痛可缓解；伴有腹泻，每日三四次，每次量不多，为糊状稀便，无脓血便，无里急后重，时有便秘；并有发热、盗汗、乏力，发热以午后及夜间明显，体温在 37.5~38.3℃，无寒战。曾到当地卫生所就诊，诊断为"慢性肠炎"，给予口服药治疗，具体用药不详，效果不明显。3 天前症状加重。自发病以来，食欲差，精神疲惫，小便无异常，体重减轻 3kg。

既往史："肺结核"病史 4 年，曾行抗结核治疗，无药物过敏史，无肿瘤家族史。

体格检查：体温 37.6℃，脉搏 90 次/分，呼吸 23 次/分，血压 115/75mmHg。神志清，皮肤及黏膜无黄染、皮疹，睑结膜稍苍白，淋巴结无肿大。双肺呼吸音清晰，未闻及干、湿啰音。心率 90 次/分，律齐，各瓣膜听诊区未闻及杂音。腹软，右下腹部可触及 3cm×2cm 条索状包块，质韧，边界不清，活动度差，有轻压痛，无反跳痛。肝、脾肋下未触及，移动性浊音阴性，肠鸣音 6 次/分。双下肢无水肿。生理反射存在，病理反射未引出。

实验室检查：血常规中，血红蛋白 102g/L，白细胞计数 $6.0×10^9$/L，中性粒细胞百分比 65%，红细胞计数 $3.4×10^{12}$/L，血沉 46mm/h；尿常规未见异常；粪便检查可见红细胞及少量脓细胞，隐血试验阳性。

问题：

1. 该患者的初步诊断及诊断依据是什么？

2. 为明确诊断，该患者还需要完善哪些检查？应与哪些疾病鉴别？

3. 该病的治疗原则是什么？

（邵锦霞）

第六章　临床常用诊断技术

　　临床内科最常用的诊断技术是"临床四大穿刺术"，即腹膜腔穿刺术、胸膜腔穿刺术、骨髓穿刺术、腰椎穿刺术，这是每位临床医生和医学生必须掌握的基本功，也是临床执业医师操作考试的内容之一。

　　临床四大穿刺术的主要学习内容包括适应证、禁忌证、术前准备、操作方法、术后处理、注意事项、并发症及其处理等，重点是穿刺术的操作过程。学习者通过训练，应达到操作流程熟练、手法规范正确、严格遵守无菌原则。穿刺术是有创操作，不可直接在患者身上练习，易因操作不当或无菌原则执行不严格而导致术后并发症或不良后果。患者若因此受到伤害，很容易引起医疗纠纷。因此，希望同学们在课堂中珍惜练习机会，利用仿真穿刺模拟人认真练习，规范操作，熟练掌握操作流程，把模拟人当作真正的患者对待。在学习过程中，培养以下素养。

　　1. 能正确评估患者的病情，选择适合的穿刺术，协助疾病的诊治；病情变化时，能恰当、及时处理，维护患者健康，展现医生的专业技术能力。

　　2. 操作过程中能保护患者隐私，尊重、关爱患者；医患沟通顺畅，能耐心倾听患者需求，体现人文素质。

　　3. 穿刺术操作与临床关联密切，课堂中模拟训练过程，严格无菌操作，培养认真、负责、勇于担当的工作态度。

（邵锦霞　刘　颖）

穿刺术考核标准

实验一　胸膜腔穿刺术

知识目标：

1. 掌握胸膜腔穿刺术的操作过程。

2. 熟悉胸膜腔穿刺术的术前准备及注意事项。

3. 了解胸膜腔穿刺术的适应证、禁忌证及并发症。

能力目标：

1. 能够熟练操作胸膜腔穿刺术。

2. 能够正确记录胸膜腔穿刺术的操作过程。

3. 遵守无菌原则（无菌观念的培养）。

重点：

胸膜腔穿刺术的操作过程及无菌观念的培养。

难点：

胸膜腔穿刺术的操作过程及遵守无菌原则。

胸膜腔穿刺术主要用于气胸抽气、抽胸水检查胸腔积液的性质、抽液减压（胸膜腔引流术），或穿刺给药，以及进行人工气胸等，是医学生必须掌握的临床操作技术之一。

一、适应证

1. 诊断性穿刺：主要用于采取胸腔积液，从而可进行积液的常规、生化、微生物学以及细胞学检测，以明确积液的性质，寻找引起积液的病因。

2. 治疗性穿刺：主要包括以下几个方面。

（1）抽出胸膜腔内的积液、积气，减轻液体和气体对肺组织的压迫，使肺组织复张，减轻患者的呼吸困难等症状。

（2）抽吸胸膜腔内的脓液，进行胸腔冲洗，治疗脓胸。

（3）进行胸膜腔给药，可向胸腔注入抗生素，促进治疗胸膜粘连药物以及抗癌药物等的吸收。

（4）进行人工气胸。

二、禁忌证

1. 体质衰弱，病情危重，难以耐受穿刺术。

2. 对麻醉药物过敏。

3. 凝血功能障碍，有严重出血倾向的患者，在未纠正前，不宜穿刺。

4. 有精神疾病或不合作者。

5. 疑为胸腔棘球蚴患者穿刺，可引起感染扩散，故不宜穿刺。

6. 穿刺部位或附近有感染。

三、术前准备

(一)环境准备

为患者准备安静、整洁、温度适宜、光线充足且柔和的环境。

(二)患者准备

1. 核对患者信息，评估患者病情，测量生命体征，注意有无禁忌证；与患者及家属谈话，告知检查目的、大致过程，以及可能出现的并发症等，并签署知情同意书。

2. 术前检查：胸部 X 线片，或行 B 型超声穿刺定位；查出血时间、凝血时间、凝血酶时间等。

3. 术前给药：对咳嗽或精神紧张的患者，可于术前半小时给可待因 30mg 口服，或地西泮(安定)5～10mg 口服。

(三)物品准备

1. 胸膜腔穿刺包 1 个：内有胸膜腔穿刺针 2 个，无菌纱布 2～3 块，无菌洞巾 1 张，无菌试管数支，无菌棉球数个，无菌镊子 1 把，无菌止血钳 1 把，5mL 一次性无菌注射器 1 支，50mL 一次性无菌注射器 1 支，一次性试管架 1 个。

2. 常规消毒用物：0.5％碘伏 1 瓶，无菌棉签 1 包，一次性无菌手套 2 副，手消毒液 1 瓶。

3. 其他用物：胶布 1 卷，1000mL 量筒 1 个，血压计 1 台，听诊器 1 个，麻醉药品(2％利多卡因 2mL)，急救用品等。

检查物品的日期是否在有效期内。

(四)操作者准备

1. 戴帽子和口罩。

2. 按七步洗手法清洗或消毒双手，避免交叉感染。

操作者准备

四、操作过程

(一)胸腔抽液

1. 体位：嘱患者取坐位，面向椅背，将两前臂置于椅背上，前额枕于前臂上。不能起床者，可取半卧位，患侧前臂上举，抱于枕部。

胸膜腔穿刺
操作过程

2. 选择穿刺部位：选择胸部叩诊实音最明显的部位进行穿刺。通常选肩胛线或腋后线第7、8肋间，有时也选腋中线第6、7肋间或腋前线第5肋间作为穿刺点。若为中、小量积液或包裹性积液，必须结合X线或超声检查定位，穿刺点可用蘸有甲紫的棉签做标记，或用指甲在皮肤上画"×"做标记。

3. 消毒：常规予0.5%碘伏自穿刺点由内向外消毒，消毒范围直径约为15cm，消毒2或3遍。

4. 铺无菌洞巾：打开穿刺包，戴无菌手套，铺无菌洞巾；将无菌洞巾中心对准穿刺点，固定洞巾。

5. 检查穿刺针：检查穿刺针是否通畅，穿刺针及连接的胶皮管有无漏气，并关闭胶皮管开关，或用止血钳夹闭胶皮管。

6. 局部麻醉：以2%利多卡因2～3mL在穿刺部位自皮肤到壁胸膜进行局部浸润麻醉，进针的同时注射麻药，注药前应回抽，观察无气体、血液、胸水后，方可推注麻醉药。若穿刺点为肩胛线或腋后线，可沿肋间的下位肋骨上缘进针(图6-1-1)；若穿刺点为腋中线或腋前线，则取两肋之间进针。

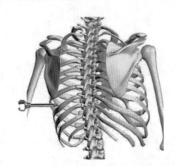

图6-1-1 肩胛线上穿刺点进针示意图

7. 穿刺：术者以左手示指与中指固定穿刺部位的皮肤，右手持穿刺针，在麻醉处缓缓刺入，当针锋抵抗感突然消失时，表明已进入胸膜腔。助手戴手套后，用止血钳协助固定穿刺针，以防针刺入过深而损伤肺组织。

8. 抽液：将穿刺针胶皮管接上50mL注射器后，再打开胶皮管开关(或松开夹住胶皮管的止血钳)，抽吸胸腔内积液；抽满后，再次关闭胶皮管开关(或用止血钳夹闭胶皮管)，而后取下注射器，将液体注入盛放胸水的量筒或无菌试管中，以便计量或送检。

如需胸腔内注药，在抽液完成后，将药液用注射器抽好，接在穿刺针后的胶皮管上，回抽少量胸水，稀释后缓慢注入胸腔。

9. 拔针、包扎：抽液结束，拔出穿刺针，消毒穿刺点，覆盖无菌纱布，稍用力压迫片刻，用胶布固定后，嘱患者静卧休息。

(二)胸腔抽气

1. 嘱患者取坐位，面向操作者；若病重不能久坐者，可取半卧位。

2. 穿刺点选在胸部叩诊鼓音最明显的部位，一般常取第 2 肋间锁骨中线外 1~2cm 处；若为包裹性液气胸，抽气时须结合超声检查确定，做好标记。

3. 其他步骤与胸穿抽液基本相同，此处不再赘述。

五、术后处理

1. 术后嘱患者取卧位或半卧位休息半小时，告知其术后注意事项。

2. 为患者测血压、呼吸及脉搏，并观察有无病情变化。

3. 根据临床需要，填写检验单，将标本及时送检。

4. 清洁器械及操作场所，分类投放医疗垃圾。

5. 做好穿刺记录。

六、注意事项

1. 穿刺操作前，必须征求患者及家属的意见，待其签字同意后，方能实施；并向患者说明穿刺的目的，以消除其顾虑及紧张情绪。

2. 操作中应密切观察患者的反应，如有头晕、面色苍白、出汗、心悸、胸部压迫感或剧痛、昏厥等胸膜反应；或出现连续性咳嗽、气短、咳泡沫痰等现象时，应立即停止抽液，并皮下注射 0.1％肾上腺素 0.3~0.5mL，或进行其他对症处理。

3. 一次抽液不宜过多、过快。进行诊断性抽液时，一般抽取 50~100mL 即可；进行减压抽液时，首次不超过 600mL，以后每次不超过 1000mL；如为脓胸，每次应尽量抽尽。疑为化脓性感染时，助手用无菌试管留取标本，行涂片并做革兰氏染色镜检、细菌培养及药敏试验。检查肿瘤细胞，至少需要抽取 100mL，并应立即送检，以免细胞自溶。

4. 应严格无菌操作，操作中要防止空气进入胸膜腔，始终保持胸腔负压。

5. 应避免在第 9 肋以下穿刺，以免穿刺过膈肌，损伤腹腔脏器。

6. 恶性胸腔积液可注射抗肿瘤药或硬化剂，诱发化学性胸膜炎，促使脏胸膜与壁胸膜粘连，闭合胸腔，防止胸腔积液重新积聚。

七、并发症及其处理

1. 胸膜反应：操作过程中，患者如有头晕、面色苍白、出汗、心悸、胸部压迫感或剧痛、昏厥等，即为胸膜反应，此时应立即停止抽液，并使患者处于平卧位，测血压、脉搏及呼吸，多数患者休息 5~10 分钟后，上述症状可消失。若症状明显，必要时可皮下注射 0.1％肾上腺素 0.3~0.5mL，或进行其他对症处理。

2. 出血：穿刺针刺伤可引起肺内、胸腔内或胸壁出血。少量出血多见于胸壁皮下出血，一般无须处理。如损伤了肋间动脉，可引起较大量的出血，形成胸膜腔积血(血胸），需立即止血，并抽出胸腔内积血。

3. 气胸：胸腔穿刺抽液时，如接头漏气或更换穿刺针操作不当，使气体从外界进入胸膜腔，会产生气胸，一般不需要处理，预后良好。如穿刺过程中误伤脏胸膜和肺脏，无症状者，应密切观察，拍片随访；如有症状，则需行胸腔闭式引流术。

4. 胸腔内感染：一种严重的并发症，主要见于反复多次行胸腔穿刺者，多为操作者无菌观念不强，操作过程中引起胸膜腔感染所致。一旦发生，应全身使用抗菌药物，并进行胸腔局部处理；形成脓胸者，应行胸腔闭式引流术，必要时请外科进行处理。

5. 复张性肺水肿：多见于较长时间大量抽液的胸腔积液者或气胸患者，由于抽气或抽液过快，肺组织快速复张，引起肺水肿。患者表现为剧烈咳嗽、呼吸困难、胸痛、烦躁、心悸等，继而出现咳大量白色或粉红色泡沫痰，有时伴有发热、恶心及呕吐，甚至出现休克和昏迷。处理措施包括纠正低氧血症、稳定血流动力学，必要时可给予机械通气。

八、操作失败原因及分析

1. 穿刺点定位不准：初学者穿刺点常定位不准，或由于患者体位变化，致使皮肤标记点移位，穿刺针刺于肋骨上，或因穿刺针高于液面而抽不出液体。故在穿刺定位时，应尽量使患者体位保持不变。

2. 麻醉不到位：麻醉没有按照浸润麻醉的原则进行，患者疼痛明显，难以配合医务人员进行操作，特别是壁胸膜麻醉不佳时，患者容易出现胸膜反应。

病例分析 12（学生练习用）

患者，男，30 岁。

主诉：发热伴右侧胸痛 10 天，胸闷、气促 3 天。

现病史：10 天前无明显诱因出现发热及盗汗，发热以下午及夜间为主，体温波动在 37.5～38.5℃。偶有干咳，伴右侧胸痛，咳嗽和深呼吸时加重，不放射，与活动无关。未到医院检查，自服止痛药，胸痛减轻。于 3 天前出现胸闷、气促，无心悸。门诊胸片检查提示"右侧胸腔积液"，遂入院治疗。自发病以来，精神倦怠，乏力明显，饮食减退，睡眠欠佳，自觉体重减轻，大小便无异常。

既往体健，否认有结核病密切接触史，吸烟 10 年。

体格检查：体温 37.4℃，脉搏 84 次/分，呼吸 20 次/分，血压 120/80mmHg。一般情况可，无皮疹，全身浅表淋巴结未触及。巩膜无黄染，咽无充血，颈软，气管稍左偏，颈静脉无怒张，甲状腺未触及肿大。右侧胸廓饱满，呼吸运动减弱，右下肺语音震颤减弱，叩诊呈实音，呼吸音消失，语音共振减弱。心界向左移位，心右界叩不清，心率 84 次/分，律齐，各瓣膜听诊区未闻及杂音。腹平软，无压痛，肝、脾未触及。双下肢无水肿。

实验室检查：血常规中，白细胞计数 8.5×10^9/L，中细粒细胞百分比 65%，淋巴细胞百分比 20%，嗜酸性粒细胞百分比 9%，单核细胞百分比 6%。X 线胸片可见右中、下肺均匀白色密度增高影，其上缘呈内低外高的弧形影。胸腔积液呈淡黄色，微浊；细胞总数为 $550 \times 10^6/L$，以淋巴细胞为主；蛋白质浓度为 45g/L，乳酸脱氢酶250U/L，腺苷脱氨酶 55U/L，葡萄糖 2.9mmol/L，氯化物 90mmol/L。

问题：

1. 该患者最可能的诊断是什么？诊断依据有哪些？

2. 胸腔积液的性质是什么？如何鉴别是渗出液还是漏出液？

3. 为明确诊断，该患者还需要完善哪些检查？

（邵锦霞　刘航宇）

实验二　腹膜腔穿刺术

········· 学习目标 ·········

知识目标：

1. 掌握腹膜腔穿刺术的操作过程。

2. 熟悉腹膜腔穿刺术的术前准备及注意事项。

3. 了解腹膜腔穿刺术的适应证、禁忌证及并发症。

能力目标：

1. 能熟练操作腹膜腔穿刺术。

2. 能正确记录腹膜腔穿刺术的操作过程。

3. 遵守无菌原则（无菌观念的培养）。

重点和难点

··

重点：

腹膜腔穿刺术的操作过程及无菌观念的培养。

难点：

腹膜腔穿刺术的操作过程及遵守无菌原则。

学习内容

··

腹膜腔穿刺术是将穿刺针通过腹壁刺入腹膜腔，用于诊断及治疗腹腔疾病的操作过程；常用于检查腹腔积液的性质，协助病因诊断，或腹腔内给药，或穿刺放液以减轻腹水所致的呼吸困难或腹部胀痛症状，也可行腹腔内实质性肿块穿刺。

一、适应证

1. 抽取腹腔积液进行各种实验室检验，以便寻找病因，协助临床诊断。

2. 大量腹腔积液引起严重胸闷、气促、少尿等，患者难以忍受时，可适当抽放腹腔积液，以缓解症状。

3. 因诊断或治疗目的行腹膜腔内给药或腹膜透析。

4. 各种诊断或治疗性腹腔置管。

二、禁忌证

1. 有肝性脑病先兆。
2. 有粘连性腹膜炎、棘球蚴病、卵巢囊肿。
3. 腹腔内有巨大肿瘤（尤其是动脉瘤）。
4. 腹腔内病灶被内脏粘连包裹。
5. 胃肠高度胀气。
6. 腹壁手术瘢痕区或明显肠袢区。
7. 妊娠中、后期。
8. 患者躁动，不能合作。

三、术前准备

（一）环境准备

为患者准备安静、整洁、温度适宜、光线充足且柔和的环境。

（二）患者准备

1. 核对患者信息，评估患者病情，注意有无禁忌证；与患者及家属谈话，告知检查目的、大致过程，以及可能出现的并发症等，并签署知情同意书。
2. 术前检查：行腹部 B 型超声检查，查出血时间、凝血时间、凝血酶时间，必要时查心、肝、肾功能。
3. 术前测量生命体征、腹围，并嘱患者排空膀胱，以免穿刺时损伤到膀胱。

（三）物品准备

1. 腹膜腔穿刺包 1 个：内有腹穿针 1 个，无菌纱布 2 或 3 块，无菌洞巾 1 张，无菌试管数支，无菌棉球数个，无菌镊子 1 把，无菌止血钳 1 把，5mL、50mL 一次性无菌注射器各 1 支，一次性试管架 1 个。
2. 常规消毒用物：0.5％碘伏 1 瓶，无菌棉签 1 包，一次性无菌手套 2 副，手消毒液 1 瓶。
3. 其他用物：皮尺 1 个，多头腹带 1 条，胶布 1 卷，1000mL 量筒 1 个，血压计 1 台，听诊器 1 个，2％利多卡因 2mL，急救用品等。

检查物品的日期是否在有效期内。

（四）操作者准备

1. 戴帽子和口罩。
2. 按七步洗手法清洗或消毒双手，避免交叉感染。

四、操作过程

术前行腹部体格检查，叩诊移动性浊音，确认有腹腔积液。

1. 体位：扶患者坐在靠背椅上，或取平卧、半卧、稍左侧卧位。

2. 选择穿刺部位：根据患者实际情况选择适宜的穿刺点（图6-2-1）。腹膜腔常规穿刺点有：①脐与左髂前上棘连线中、外1/3交点处（此处不易损伤腹壁动脉）；②脐与耻骨联合连线中点上方1.0cm偏左或偏右1.5cm处（此处无重要器官）；③侧卧位，在脐水平线与腋前线或腋中线之延长线相交处（此处常用于诊断性穿刺）；④少量积液，尤其有包裹性积液时，须在B超引导下定位穿刺；⑤腹腔内有实质性肿块，应在CT或B超引导下定位穿刺。

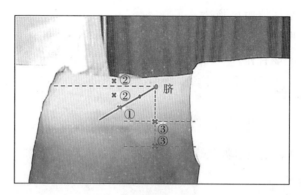

腹膜腔穿刺
操作过程

图6-2-1 腹膜腔穿刺术的穿刺点

3. 消毒：常规予0.5%碘伏自穿刺点由内向外消毒，消毒范围直径约为15cm，消毒2或3遍。

4. 铺无菌洞巾：打开穿刺包，戴无菌手套，铺无菌洞巾；将无菌洞巾中心对准穿刺点，固定洞巾。

5. 检查穿刺针：检查穿刺针是否通畅，穿刺针及连接的胶皮管有无漏气，并关闭胶皮管开关，或用止血钳夹闭胶皮管。

6. 局部麻醉：用2%利多卡因自皮肤至壁腹膜做局部麻醉，当针尖有落空感并回抽有腹水时，拔出针头。

7. 穿刺抽液：术者用左手拇指和示指固定穿刺处皮肤，右手持针，经麻醉处垂直刺入腹壁，待针锋抵抗感突然消失时，提示针尖已穿过壁腹膜；助手戴手套后，用消毒止血钳（或手）协助固定针头，术者抽取腹水，并留样送检。对腹水量较多者，为防止腹水漏出，在穿刺时，应注意勿使自皮肤到壁腹膜的针眼位于同一条直线上，即呈"Z"字形进针（图6-2-2）。方法是当针尖通过皮肤到达皮下后，在另一手协助下，稍向其他方向移动穿刺针头，之后再向腹腔垂直刺入。进行诊断性穿刺时，可用20mL或50mL注射器和适当针头直接穿刺进入腹腔进行抽液检查。

8. 拔针、包扎：放液后，拔出穿刺针，消毒穿刺点，覆盖消毒纱布，以手指压迫，根据患者出血情况决定按压时间，观察无出血、无渗液后，再用胶布固定。对于大量腹水患者，需用多头腹带，以防腹压骤降、内脏血管扩张引起血压下降或休克。

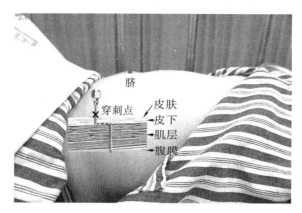

图 6-2-2　"Z"字形进针

五、术后处理

1. 术后嘱患者卧床休息至少 2 小时，告知其术后注意事项。
2. 术后为患者测量血压、脉搏及腹围。
3. 观察腹部体征及穿刺部位的出血、渗液等情况。
4. 根据临床需要，填写检验单，将标本及时送检。
5. 清洁器械及操作场所，分类投放医疗垃圾。
6. 做好穿刺记录。

六、注意事项

1. 术前应详细询问病史，认真进行体格检查，必要时行 B 型超声检查，以确定腹腔内有无积液。

2. 术中应密切观察患者，如有头晕、心悸、胸痛、恶心、气短、脉搏增快及面色苍白等，应立即停止操作，并及时处理。

3. 放液不宜过快、过多，肝硬化患者一次放腹水一般不超过 3000mL，过多放液可诱发肝性脑病和电解质紊乱；在补充输注大量白蛋白的基础上（一般放腹水 1000mL 补充白蛋白 6~8g），也可大量放液。大量放液时，可采用多头腹带加压包扎，以防腹压骤降、内脏血管扩张而造成血压降低，甚至发生休克。

4. 放腹水时，若流出不畅，可调整抽吸压力及穿刺针方向，或稍改变体位。

5. 术后嘱患者平卧，使穿刺针孔位于上方，以免腹水继续漏出；对腹水量较多者，为防止漏出，在穿刺时，注意勿使自皮肤到壁腹膜的针眼位于一条线上。如仍有漏出，可用蝶形胶布粘贴。

6. 放液前、后均应测量患者的腹围、脉搏、血压，观察其腹部体征及病情变化。

7. 病变靠近大血管、患有严重肺气肿、心脏衰竭时，穿刺宜慎重。

8. 穿刺中应注意观察患者反应，并观察注入药物后的反应，如出现异常反应，需及时处理。

9. 应严格无菌操作，注意环境污染，避免腹腔感染。

七、并发症及其处理

1. 出血：穿刺部位出血是腹膜腔穿刺常见的并发症。若为少量出血，局部压迫即可；如伤及腹壁小动脉，引起腹腔内出血，则需应用止血药物，并立即停止穿刺；穿刺过程中，如抽出新鲜血液，应立即停止抽液，并观察生命体征，应用止血药物和抗生素，防止出血加重和继发细菌感染；必要时输血扩容，抢救休克。

2. 腹腔感染：术前穿刺器械应严格消毒，如穿刺器械消毒不彻底或操作过程中无菌观念不强，违反无菌原则，可引起腹腔感染。感染发生后，应立即使用广谱抗生素和进行腹水细菌培养，待药敏试验结果出来后，换用敏感抗生素。

3. 空腔脏器穿孔：穿刺针引起的空腔脏器穿孔多可自行愈合，术后可应用抗生素，以防腹腔继发感染；极少数患者需行外科手术处理。

八、操作失败原因及分析

1. 定位不准，少量腹水或包裹性积液因难以定位而使操作失败，可在 B 型超声引导下进行操作。

2. 若为进针深度不当造成的操作失败，可调整进针深度和方向。

3. 穿刺针堵塞造成穿刺抽液失败的情况极少发生；对于脓性及乳糜性腹水，应使用粗针头。

（邵锦霞　张利霞）

实验三　骨髓穿刺术

::::::::: 学习目标 :::::::::

知识目标：

1. 掌握骨髓穿刺术的操作过程。

2. 熟悉骨髓穿刺术的术前准备及注意事项。

3. 了解骨髓穿刺术的适应证、禁忌证及并发症。

能力目标：

1. 能熟练操作骨髓穿刺术。

2. 能正确记录骨髓穿刺术的操作过程。

3. 遵守无菌原则(无菌观念的培养)。

::::::::: 重点和难点 :::::::::

重点：

骨髓穿刺术的操作过程及无菌观念的培养。

难点：

骨髓穿刺术的操作过程及遵守无菌原则。

::::::::: 学习内容 :::::::::

骨髓是血细胞的生成组织，也是肿瘤转移的好发部位。临床上可通过骨髓穿刺术采取骨髓，进行包括细胞形态学、寄生虫、细菌学、造血细胞培养、免疫分型、染色体、融合基因等方面的检查，以确定疾病的诊断；同时可通过此操作采集异体或自体造血干细胞做造血干细胞移植，治疗一些血液病及其他疾病。

一、适应证

1. 原因不明的肝、脾、淋巴结肿大。

2. 原因不明的发热、恶病质。

3. 原因不明的骨痛、骨质破坏和紫癜。

4. 外周血细胞一系、二系或三系增多或减少，外周血出现幼稚细胞。

5. 造血系统疾病定期复查、化疗后疗效观察。

6. 为骨髓移植提供足量的骨髓。

二、禁忌证

1. 有明显的出血倾向，特别是患有血友病。

2. 欲穿刺部位有感染。

3. 对局麻药过敏。

4. 妊娠中晚期应慎用。

三、术前准备

(一)环境准备

为患者准备安静整洁、温度适宜、光线充足且柔和的环境。

(二)患者准备

1. 核对患者信息，评估患者病情，注意有无禁忌证；与患者及家属谈话，告知检查目的、大致过程，以及可能出现的并发症等，并签署知情同意书。

2. 术前检查：查出血时间、凝血时间、凝血酶时间及血小板。

3. 穿刺前 1 周需停服抗凝药。

(三)物品准备

1. 骨髓穿刺包 1 个：内有骨髓穿刺针 1 个，无菌纱布 2 或 3 块，无菌洞巾 1 张，无菌棉球 3~5 个，无菌镊子 1 把，5mL、10mL 或 20mL 一次性无菌注射器各 1 支，玻片 6~8 张。

2. 常规消毒用物：0.5% 碘伏 1 瓶，无菌棉签 1 包，一次性无菌手套 2 副，手消毒液 1 瓶。

3. 其他用物：2% 利多卡因 2mL，胶布 1 卷，抗凝管数支，急救用品等。

检查物品的日期是否在有效期内。

(四)操作者准备

1. 戴帽子和口罩。

2. 按七步洗手法清洗或消毒双手，避免交叉感染。

四、操作过程

1. 体位：采用髂前上棘及胸骨穿刺时，取仰卧位；采用髂后上棘穿刺时，取侧卧位；采用腰椎棘突穿刺时，取坐位或侧卧位。

2. 选择穿刺部位(图 6-3-1)。①髂前上棘穿刺点：于髂前上棘后 1~2cm 处，该处骨平面平坦，易于固定，操作方便，危险性极小。②髂后上棘穿刺点：即骶椎两侧、臀部上方突出的部位。③胸骨穿刺点：胸骨柄或胸骨体相当于第 1、2 肋间隙的部位。此处胸骨较薄，且其后

骨髓穿刺
操作过程

有大血管和心房,穿刺时需务必小心,以防穿透胸骨而发生意外。因胸骨的骨髓液含量丰富,故当其他部位穿刺失败时,需考虑进行胸骨穿刺。④腰椎棘突穿刺点:即腰椎棘突突出的部位。

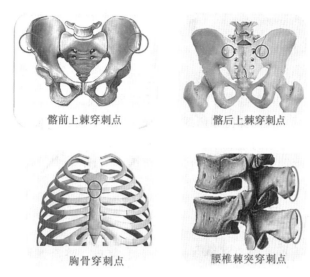

髂前上棘穿刺点　　　　　　髂后上棘穿刺点

胸骨穿刺点　　　　　　腰椎棘突穿刺点

图 6-3-1　骨穿穿刺部位

3. 消毒:常规予 0.5%碘伏自穿刺点由内向外消毒,消毒范围直径约为 15cm,消毒 2 或 3 遍。

4. 铺无菌洞巾:打开穿刺包,戴无菌手套,铺无菌洞巾;将无菌洞巾中心对准穿刺点,固定洞巾。

5. 检查穿刺针:检查骨髓穿刺针是否通畅,穿刺针芯及针套是否配套。

6. 局部麻醉:用 2%利多卡因自皮肤至骨膜做局部浸润麻醉。

7. 固定穿刺针长度:将骨髓穿刺针的固定器固定在适当的长度上,髂骨穿刺约 1.5cm,胸骨穿刺约 1.0cm。

8. 穿刺:术者以左手拇指和示指固定穿刺部位,右手持骨髓穿刺针向骨面垂直旋转刺入。若为胸骨穿刺,则应与骨面成 30°~40°斜向颅侧进针。当穿刺针尖接触骨质后,则将穿刺针沿针体长轴左右旋转,缓缓钻刺入骨质。当突然感到穿刺阻力消失,且穿刺针已固定在骨内时,表明穿刺针已进入骨髓腔。如果穿刺针尚未固定,则应继续刺入少许,以达到固定的目的。

9. 抽取骨髓液:穿刺针进入髓腔后,拔出针芯,接上干燥的 10mL 或 20mL 注射器(注射器管腔内预留一定的空气),迅速用适当的力度抽吸骨髓液 0.1~0.2mL(不超过 0.2mL,即注射器乳头充满骨髓液)。如做骨髓细菌培养、流式细胞分析、染色体检查、细胞培养或分子生物学检测,需在留取骨髓细胞计数和涂片标本后,再接上注射器抽取送检。

10. 涂片:将所抽取的骨髓液滴在一张载玻片上,将其倾斜,取骨髓小粒部分制片,推片与玻片角度约为 30°,均匀迅速推制涂片 6~8 张,以每张涂膜为 2cm×3cm 为宜，同一患者取周围血涂片 2～3 张，晾干后同时送检。

11. 拔针、包扎：抽吸完毕后，将针芯插回针管，用左手取无菌纱布，置于针孔附近，右手持穿刺针，向外左右旋转，连同针芯一起拔出，消毒穿刺点，随即将无菌纱布盖于针孔处，并按压 1～2 分钟，待观察伤口无出血后，再用胶布将纱布加压固定。

五、术后处理

1. 术后检查穿刺部位，注意有无渗血、感染情况。

2. 穿刺后患者可有局部轻微疼痛，一般不需要处理。

3. 嘱患者穿刺后 3 天内保持穿刺部位干燥、清洁，避免感染。

4. 根据临床需要，填写检验单，将标本及时送检。

5. 清洁器械及操作场所，分类投放医疗垃圾。

6. 做好穿刺记录。

六、注意事项

1. 操作前，应向患者讲明骨髓穿刺的目的、过程，消除患者的恐惧心理和误解，使其积极配合操作。

2. 务必了解患者有无相关局麻药的过敏史，必要时做皮试，或改用其他局麻药，以免发生意外。

3. 注射器与穿刺针必须干燥，以免发生溶血；检查抽取骨髓液的注射器是否与穿刺针相吻合，是否可产生负压。

4. 胸骨的骨皮质薄，邻近心脏和大血管，行胸骨穿刺时，操作应格外谨慎，进针应缓慢，进针深度不得超过 1cm。

5. 穿刺针头进入骨质后应避免摆动，以免穿刺针折断。

6. 抽取骨髓液时，患者有酸胀感，此为正常反应，嘱其不要紧张。

7. 做骨髓细胞形态学检查时，抽取骨髓液不宜过多，以免因骨髓液稀释而影响检查结果。

8. 若发生干抽时，可调整进针深度后再试；如仍为干抽，可在负压下将穿刺针与注射器一并拔出，此时可获得少许骨髓液，可供涂片用。

9. 造血组织在骨髓内分布并不均匀，有时需多次、多部位抽吸骨髓液，才能明确诊断。

七、并发症及其处理

如操作不当或消毒不严格，可引起局部损伤、出血或感染，需根据情况给予相应处理。

八、操作失败原因分析

1. 定位不准确是造成穿刺失败最常见的原因，需认真掌握穿刺部位的解剖标志，定准位置。

2. 穿刺方向偏离，或进针深度过浅、过深，均可造成穿刺失败。因此，强调进针的方向应与骨面垂直，穿刺的深度为针尖达到骨膜后再进入 1cm 左右即可。

3. 在活检部位穿刺抽吸，可因活检骨髓而致抽骨髓液失败，可稍偏离该处，重新进针抽吸。

4. 抽吸骨髓液量太多会造成稀释，或骨髓液取出后涂片动作太慢而发生凝固，都可使涂片失败，故应注意把握抽吸骨髓液的量及涂片要领。

（邵锦霞 张 捷）

实验四　腰椎穿刺术

知识目标：

1. 掌握腰椎穿刺术的操作过程。

2. 熟悉腰椎穿刺术的术前准备及注意事项。

3. 了解腰椎穿刺术的适应证、禁忌证及并发症。

能力目标：

1. 能熟练操作腰椎穿刺术。

2. 能正确记录腰椎穿刺术的操作过程。

3. 遵守无菌原则（无菌观念的培养）。

重点和难点

重点：

腰椎穿刺术的操作过程及无菌观念的培养。

难点：

腰椎穿刺术的操作过程及遵守无菌原则。

学习内容

腰椎穿刺术主要用于诊断脑膜炎、脑炎、脑血管病变和脑瘤等神经系统疾病，以及进行治疗性鞘内注射药物。测定脑脊液压力、脑脊液动力学试验，以及脑脊液的一般性状、常规生化检查等，可用以判定是否有中枢神经系统原发损害或继发损害，如出血、脑膜炎、脑炎、中枢神经系统白血病、狼疮脑病等。

一、适应证

1. 各种中枢神经系统感染性疾病的诊断及鉴别诊断。

2. 颅内出血性疾病的诊断及鉴别诊断。

3. 椎管内占位病变的造影。

4. 鞘内给药治疗。

5. 颅内压力和动力学测定。

6. 放射性核素脑池扫描。

二、禁忌证

1. 穿刺部位及其附近皮肤有感染。

2. 颅内压力明显增高，有明显视乳头水肿，或有脑疝先兆。

3. 患者处于休克、衰竭或濒危状态。

4. 颅后凹有占位性病变。

5. 患者有抽搐、惊厥。

6. 存在脑脊液漏。

7. 存在凝血功能障碍。

三、术前准备

(一)环境准备

为患者准备安静整洁、温度适宜、光线充足且柔和的环境。

(二)患者准备

1. 核对患者信息，评估患者病情，注意有无禁忌证；与患者及家属谈话，告知检查目的、大致过程，以及可能出现的并发症等，并签署知情同意书。

2. 术前检查：查出血时间、凝血时间、凝血酶时间及血小板。

3. 穿刺前 1 周停服抗凝药。

(三)物品准备

1. 腰椎穿刺包 1 个：内有腰椎穿刺针 1 个，无菌纱布 2 或 3 块，无菌洞巾 1 张，无菌棉球 3～5 个，无菌镊子 1 把，5mL 和 2mL 一次性无菌注射器各 1 支，无菌测压管 1 个，无菌试管数支。

2. 常规消毒用物：0.5％碘伏 1 瓶，无菌棉签 1 包，一次性无菌手套 2 副，手消毒液 1 瓶。

3. 其他用物：胶布 1 卷，2％利多卡因 2mL，急救用品等。

检查物品的日期是否在有效期内。

(四)操作者准备

1. 戴帽子和口罩。

2. 按七步洗手法清洗或消毒双手，避免交叉感染。

四、操作过程

1. 体位：嘱患者侧卧于硬板床上，背部与床面垂直，头向胸部屈曲，双手抱膝，紧贴腹部，使躯干尽可能弯曲呈弓形；或由助手在术者对面，一手抱住患者头部，另一手挽住患者双下肢腘窝并用力抱紧，使

腰椎穿刺
操作过程

其脊柱尽量后凸，增大椎间隙，以便于进针(图6-4-1)。临床常用的腰椎穿刺方法有直入穿刺法和旁入穿刺法(图6-4-2)，一般多采用直入穿刺法。

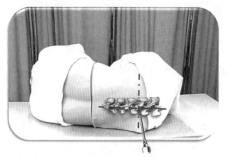
A.侧卧位及进针部位（第3、4腰椎棘突间隙）

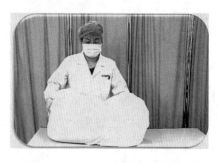
B.侧卧位（助手协助）

图6-4-1　腰椎穿刺术的体位及进针部位

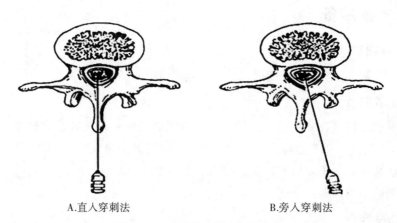

A.直入穿刺法　　　　　　　　　　B.旁入穿刺法

图6-4-2　腰椎穿刺进针示意图

2. 选择穿刺部位：通常以双侧髂嵴最高点连线与后正中线的交会处为穿刺点，此处相当于第3、4腰椎棘突间隙，也可在上一腰椎间隙或下一腰椎间隙进行穿刺。小儿的脊髓终止于第3腰椎平面，穿刺点应选第3、4腰椎以下的间隙。选定穿刺点，并做标记。

3. 消毒：常规用0.5%碘伏自穿刺点由内向外消毒，消毒范围直径约为15cm，消毒2或3遍。

4. 铺无菌洞巾：打开穿刺包，戴无菌手套，铺无菌洞巾；将无菌洞巾中心对准穿刺点，固定洞巾。

5. 检查穿刺针：检查腰椎穿刺针是否通畅、穿刺针芯及针套是否配套。

6. 局部麻醉：抽取2%利多卡因2～3mL，在已做好标记的穿刺点做局部麻醉。先做一皮丘，然后依次麻醉皮肤、皮下、软组织(棘上韧带、棘间韧带、黄韧带)，在推注麻醉药时，必须先回抽，在回抽无血及脑脊液的情况下，再推注麻醉药。

7. 穿刺：术者以左手示指和拇指固定穿刺点处皮肤，右手持穿刺针，以垂直背部、针尖斜面向头部的方向缓慢刺入。成人进针深度为4～6cm，儿童进针深度为2～4cm，过度肥胖者应增加进针深度。穿刺至皮下后，针身应与脊柱的矢状线保持一致；当穿刺针穿过韧带和硬脊膜时，可感到阻力骤减和落空感。缓慢抽出针芯（以防脑脊液迅速流出，造成脑疝），观察有无脑脊液流出。如有脑脊液顺利流出，说明穿刺成功；若无脑脊液流出，可将针芯插入后，轻轻转动或稍向前推进穿刺针。如穿刺中遇脊椎骨阻挡，或前述操作后仍无脑脊液流出，应将穿刺针退至皮下，并使针尖稍向头端倾斜，再重复上述操作。

8. 测脑脊液压力：穿刺成功后，先接上测压管测量压力。测压时，应嘱患者放松，并缓缓将下肢伸直，以免因患者腹压增高而导致脑脊液压力测量值高于真实水平。正常侧卧位的脑脊液压力为 $80\sim180mmH_2O$。

9. 收集标本：撤去测压管，以无菌试管收集脑脊液，送生化、常规等检查。一般每支试管收集脑脊液 $1\sim2mL$。

10. 拔针、包扎：穿刺完毕，应将针芯插入后一起拔出穿刺针，消毒穿刺点，覆盖消毒纱布，并用胶布固定包扎。

五、术后处理

1. 术后嘱患者去枕仰卧 $4\sim6$ 小时或俯卧 $2\sim4$ 小时，以免引起术后低颅压头痛。

2. 脑脊液压力偏高者，须平卧 12 小时，并观察有无头痛、呕吐、瞳孔变化。

3. 如颅内压明显增高者，需给予 20％甘露醇等脱水剂降低颅内压，以防发生脑疝。

4. 根据临床需要，填写检验单，将标本及时送检。

5. 清洁器械及操作场所，分类投放医疗垃圾。

6. 做好穿刺记录。

六、注意事项

1. 应严格掌握禁忌证：凡疑有颅内压升高者，必须先做眼底检查，如有明显视乳头水肿或有脑疝先兆者，禁做此检查。

2. 穿刺时，患者如出现呼吸、脉搏、面色异常等表现时，应立即停止操作，并做相应处理。

3. 如操作过程中患者发生颅内压升高，应停止穿刺，立即将针芯插入，并快速静脉滴入 20％甘露醇，密切观察病情变化，切勿立即拔出穿刺针，以防发生脑疝。

4. 如脑脊液压力低于 $70mmH_2O$，为低颅内压，测定初压后，即应停止操作，且不能收集脑脊液标本，并按颅内低压症处理。

5. 如遇穿刺损伤了血管，要在上一个或下一个椎间隙重新穿刺，切勿在第 1、2 腰椎间隙以上穿刺，以免损伤脊髓。

6. 拔出穿刺针时应缓慢，不宜过猛、过快。

7. 如疑有颅内高压，应先于操作前给予 20％甘露醇降低颅压，然后再操作。如非必要，可待颅内高压缓解后，再考虑穿刺。

8. 进行脑脊液压力测定时，如遇患者烦躁不安，需等待其安静后再测定，否则往往不能得到正确的结果。因精神紧张所致的压力增高，嘱患者做深呼吸运动，一般可使压力下降。

七、并发症及其处理

1. 头痛：腰椎穿刺术后最常见的并发症之一，多数为低颅压性头痛。对于轻微头痛，可采用镇静、止痛药物，平卧位处理；若为重度头痛，可在蛛网膜下腔注入 5mL 生理盐水，也可以静脉输注生理盐水。如穿刺中将致热源、消毒液等带入蛛网膜下腔，或穿刺损伤出血发生化学性脑膜炎时，脑脊液生成增快，颅内压升高，表现为严重的头痛、喷射性呕吐及颈项强直，此为高颅压性头痛。高颅压引起的头痛，需给予静脉点滴 20％甘露醇 250mL，同时给予止痛药及糖皮质激素，如强的松 30mg。

2. 脑神经受损：发生率较低，可能出现眼外展神经麻痹、听神经障碍或其他脑神经受累的症状与体征。主要是脑脊液量减少，当患者体位改变时，脑组织因重力作用而下垂，造成脑神经受到牵拉，引起缺血和神经功能受损。出现上述症状时，应及时改变体位，加用营养神经药物，多数可恢复。

3. 腰痛：主要发生原因是腰椎穿刺持续时间过长，患者过度屈曲，造成腰部肌肉及韧带劳损。因此，穿刺时切忌动作粗暴，以免损伤腰部软组织。如穿刺后发生腰痛，一般不需要特殊处理，休息数日后可恢复。

4. 感染：若穿刺不当，可造成皮肤、皮下组织和深部组织感染，硬膜外脓肿，甚至发生化脓性脑膜炎。常见的原因是穿刺时未严格执行无菌操作，消毒不严格，或穿刺部位及邻近部位有感染灶，或败血症时施行穿刺，引起局部感染。因此，腰椎穿刺术要严格执行无菌操作，一旦发现感染征象，应及时使用有效的抗生素进行治疗。

八、穿刺失败原因分析

1. 患者体位不当，棘间隙暴露不充分，或穿刺针斜面方向错位。
2. 患者有先天性椎间隙狭窄。
3. 操作者进针方向偏斜，穿刺针刺入了椎体骨质内。
4. 老年患者棘间韧带钙化，或其他原因引起的韧带增生肥厚，可使穿刺失败。
5. 脊椎畸形或过度肥胖者，可导致穿刺失败。
6. 患者脑脊液压力过低者，也可造成穿刺失败。

病例分析 13（供学生练习用）

患者，男，22 岁。

主诉：发热、头痛、呕吐 4 天。

现病史：患者 4 天前无明显诱因突然发热，体温高达 39℃，伴畏寒和寒战，同时出现剧烈头痛，频繁呕吐（呈喷射性），呕吐物为胃内容物及胆汁，无上腹部不适，无呕血、腹泻。自服抗感冒药，症状无好转，遂入院治疗。患病以来，精神倦怠，进食少，睡眠欠佳，二便正常。

既往体健，无胃病和结核病史，无药物过敏史，所在学校有类似患者。

体格检查：体温 39.1℃，脉搏 110 次/分，呼吸 22 次/分，血压 120/80mmHg。急性热病容，神志清楚。皮肤有散在少量出血点，浅表淋巴结未触及，巩膜无黄染。双侧瞳孔等大、等圆，直径 3mm，对光反射存在。咽部充血，扁桃体无肿大。颈抵抗二指。双肺呼吸音清，未闻及干、湿啰音。心率 110 次/分，律齐，各瓣膜听诊区未闻及杂音。腹软，无压痛，肝、脾肋下未触及。双下肢无水肿。生理反射存在，病理反射未引出。Brudzinski 征（＋），Kernig 征（＋）。

实验室检查：脑脊液无色、微浊，比重 1.010，蛋白质 0.45g/L，葡萄糖 4.0mmol/L，氯化物 125mmol/L，乳酸脱氢酶 35U/L；脑脊液压力为 210mmH$_2$O。

问题：

1. 该患者最可能的诊断是什么？

2. 其诊断依据有哪些？

3. 请对脑脊液检查结果的临床意义展开分析。

4. 该患者还需要完善哪些检查？

（邵锦霞）

第七章　病历书写

中华人民共和国卫生部卫医政发〔2010〕11 号文件颁布《病历书写基本规范》，指出病历是指医务人员在医疗活动过程中形成的文字、符号、图表、影像、切片等资料的总和，包括门（急）诊病历和住院病历。病历书写是指医务人员通过问诊、体格检查、辅助检查、诊断、治疗、护理等医疗活动获得的有关资料，并进行归纳、分析、整理，形成医疗活动记录的行为。卫生部卫医政发〔2010〕24 号文件对《电子病历基本规范（试行）》进行规定，并于 2017 年 2 月进行了修订。病历既能反映医院管理、医疗质量和业务的水平，又是临床教学、科研和信息管理的基本资料，更是医疗服务质量评价、医疗保险赔付参考的主要依据。病历是具有法律效力的医疗文件，是涉及医疗纠纷和诉讼的重要依据。书写完整而规范的病历，是每个医师必须掌握的一项临床基本功。

病程记录通常采用的是国际通行的日常病历记录格式，称 SOAP 病历。其中，S（subjective）指患者的主观叙述；O（objective）指客观的体格检查结果；A（assessment）指临床诊断以及对药物治疗过程的分析与评价，这是最重要的部分，病因未明时，应包括鉴别诊断；P（plan）指治疗方案。SOAP 病历的书写格式有标准化、格式化的特点，关注的是患者的"病"。

近年来，国内外对叙事医学的研究、实践和教育不断推进，部分医护人员在记录 SOAP 病历的同时会书写平行病历。平行病历以 SOAP 病历为对照，以一般性语言即日常语言（而非技术性语言）和第一人称书写关于患者的叙事，鼓励医务人员关注患者的疾病体验，关注的是患者的"情"。

病历书写基本功的练习和养成并非一日之功，需要同学们从以下方面提升能力和素养。

1. 在认真进行病历书写的过程中，体会病历对于疾病诊断与治疗的重要性。

2. 在充分认识病历重要性和法律效力的基础上，从职业价值观和工作态度上严格要求自己，关注患者生理和心理上的"病"，认真写好病历。

3. 有意识地了解、学习并关注叙事医学、平行病历等研究进展，提升叙事能力，学习书写平行病历，有效关注患者因疾病带来的体验和情绪上的感受，疏解医患负面情绪，反思临床实践活动。

4. 在充分理解、尊重患者"病"和"情"的基础上记录病历，树立"一切以患者为中心"的服务意识，更有效地开展医患沟通，建立良好的医患关系，得到患者和家属的信任。

（刘　颖）

实验 病历书写规范

学习目标

知识目标：

1. 初步掌握住院病历书写的格式、内容。

2. 熟悉病历书写的基本要求和注意事项。

3. 了解病历书写的重要性和意义，以及再次入院记录、病程记录和其他记录的书写格式和内容。

能力目标：

1. 能够客观、真实、准确、及时、完整、规范地完成病历书写。

2. 能够对病历和临床资料进行归纳、分析、整理，为诊断、治疗提供详实可靠的资料和依据。

3. 提升叙事医学的理念和意识，培养叙事能力、临床共情能力、反思能力以及改进医学实践的能力。

重点和难点

重点：

客观、真实、准确、及时地归纳、分析、整理病史资料，完整、规范地书写出病历。

难点：

1. 病历内容的归纳、分析、整理、总结和书写。

2. 叙事医学理念的培养和平行病历的书写。

3. 医学人文如何融入病历书写。

学习内容

一、病历的重要性

1. 病历是正确诊断疾病和决定治疗方案的重要依据，是临床医师必须掌握的基本功。

2. 病历是医院医疗管理信息和医护工作质量的客观证明，是衡量医疗水平的重要资料。

3. 病历是进行临床科研和临床医学教育的重要资料。

4. 病历是患者的健康档案，是预防保健事业的原始资料，也是处理医疗纠纷、鉴定伤残等的重要法律依据。

二、病历书写的基本要求和注意事项

1. 内容客观、真实、准确，重点突出，层次分明；表述准确，语句简练、通顺。

2. 版面整洁，字迹清晰：书写过程中，若出现错字、错句，应当用双横线画在错字、错句上，并在其右上角做出校正，不得用刮、粘、涂等方法掩盖原来的字迹。

3. 格式规范，项目完整。

4. 使用蓝黑或碳素墨水书写，需复写的资料可用蓝色或黑色墨水的圆珠笔书写。

5. 度量单位必须用法定计量单位。规范使用汉字，简化字、异体字以《新华字典》为准，不得自行杜撰。

6. 书写病历要按各种文件完成时间的要求及时记录。住院病历或入院记录需在次日上级医师查房前完成，最迟应于患者入院后 24 小时内完成。门诊、急诊病历及时书写，因抢救危急患者未能及时书写的，应在抢救结束后 6 小时内据实补记，并注明病情变化、抢救时间、措施，以及参加抢救的医护人员姓名、职称。

7. 每张用纸均需填写患者姓名、住院号及用纸次序页数。入院记录、入院病历及病程记录需分别编排页码。

8. 按规定内容书写，并由相应医务人员（指在本医疗机构注册的医务人员）签名。未具备执业医师资格的医务人员，如实习医务人员、试用期医务人员、进修医务人员书写的病历，必须经由本医疗机构合法执业的医务人员审阅、修改并签名后方能生效。

9. 上级医务人员有审查修改下级医务人员书写的病历的责任。修改时，应当注明修改日期，修改人员应签名（住院医师用蓝黑墨水，主治医师及以上人员用红笔修改签名），并保持原记录清楚、可辨，有修改时需注明日期。修改病历应在 72 小时内完成。

10. 各项记录应注明年、月、日，急诊、抢救记录应注明至时、分，采用 24 小时制和国际记录方式，如 2024 - 02 - 07　13：09。

11. 凡有药物过敏者，应在病历中用红笔注明过敏药物的名称。

12. 对按照有关规定需取得患者书面同意方可进行的医疗活动，应由患者本人或其法定代理人签署同意书。医疗美容应由患者本人或监护人签字。

13. 病历书写应使用中文和医学术语。通用的外文缩写和无正式译名的症状、体征、疾病名称、药名可使用外文，但药名不得用化学分子式。既往的疾病名称及手术名称应加引号。

14. 疾病诊断及手术名称编码依照《国际疾病分类》的规范要求书写。

15. 各项记录书写结束时，应在右下角签全名。

三、住院病历的格式及内容

住院病历

姓名	职业
性别	住址(详细地址)
年龄	病史叙述者
婚姻	可靠程度
民族	入院日期
籍贯	记录日期

病 史

主诉 指促使患者就诊的最明显的症状和/或体征及其持续时间。

现病史 指患者本次所患疾病的发生、发展、演变、诊疗等方面的详细情况,应当按时间顺序书写。具体包括以下内容。

1. 起病情况及患病时间。

2. 病因及诱因。

3. 主要症状的特点。

4. 病情的发展与演变。

5. 伴随症状(包括具有鉴别意义的阴性症状)。

6. 诊疗经过。

7. 病程中的一般情况。

既往史

1. 患者过去的健康状况及曾患疾病。

2. 过敏史,外伤及手术史,传染病史及传染病接触史。

3. 输血史及预防接种史。

系统回顾

1. 呼吸系统

2. 循环系统

3. 消化系统

4. 泌尿系统

5. 造血系统

6. 内分泌系统

7. 神经精神系统

8. 肌肉骨骼系统

个人史

1. 社会经历。

2．职业及工作条件。

3．习惯与嗜好。

4．冶游史。

婚姻史　婚否，结婚年龄及配偶健康状况，夫妻关系，性生活情况。如配偶已死亡，应询问其死亡原因及时间。

月经史　月经初潮的年龄，月经周期和经期的天数，月经的量及颜色，有无痛经和白带情况等，末次月经时间或绝经年龄。

生育史　妊娠与生育次数(孕×产×)，人工流产或自然流产次数，有无死产、早产、手术产、围产期感染及计划生育状况等。

家族史

1．询问有血缘关系的亲属(父母、兄弟姊妹及子女)的健康与疾病状况。

2．询问是否有与患者同样的疾病，有无与遗传有关的疾病。

3．必要时可绘出家系图。

体格检查

体温　　　　　　脉搏　　　　　　呼吸　　　　　　血压

一般状况

皮肤、黏膜

淋巴结

头部及其器官

颈部

胸部

肺脏

心脏

血管

腹部

肛门、直肠

外生殖器

脊柱、四肢

神经反射

专科情况

实验室及其他检查

记录实验室检查及器械检查结果和检查日期。

病历摘要

1．应简明扼要，高度概述病史要点、体格检查及辅助检查的重要阳性发现和具有重要鉴别诊断意义的阴性结果。

2. 能反映病情的基本特点和诊断的依据。

3. 字数以不超过 300 字为宜。

初步诊断：1.

2.

3.

（必要时带教医师签名/书写入院记录医师在右下角签全名）

四、住院病历格式及内容举例

住院病历

姓名　王×　　　　　　　　职业　司机

性别　女　　　　　　　　　住址　××市××路××号

年龄　××岁　　　　　　　病史供述者　患者本人

婚姻　已婚　　　　　　　　可靠程度　可靠

民族　汉族　　　　　　　　入院日期　2024-02-21　15：30

籍贯　××省××市　　　　记录日期　2024-02-21　17：30

病史

主诉　反复上腹疼痛 3 年，黑便 1 天。

现病史　3 年来，常于秋冬季节反复发作上腹剑突下饥饿样隐痛，多为空腹发作，常于餐后 2～3 小时或后半夜发生，进食后有所减轻，时有反酸、嗳气。曾间断服用"雷尼替丁"（用量不详），腹痛能控制。1 天前无明显诱因再次出现剑突下疼痛，呈持续性、烧灼样疼痛，程度较以往加重，服"654-2"不能缓解，伴有便意，后解柏油样、稀糊状黑便 4 次，总量约 1000mL，便后腹痛缓解，但自觉乏力、头晕、心悸、口干。病程中无食欲减退、进行性消瘦及吞咽困难，无恶心、呕吐及发热，无呕血及皮肤黄染。为进一步诊治，遂来院治疗，以"消化性溃疡？"收住院。患病以来，精神差，睡眠欠佳，近 8 小时尿量约 400mL，已 4 小时未解大便。

既往史　平素体健，否认"肝炎、结核病"史。无外伤、手术史以及食物、药物过敏史，无输血史。按计划预防接种。

系统回顾

呼吸系统　无慢性咳嗽、咳痰、咯血史，无呼吸困难及胸痛史。

循环系统　无心悸、气促，无水肿及血压升高史，无心前区疼痛史。

消化系统　见现病史。无慢性腹泻史。

泌尿系统　无尿频、尿急、尿痛史，无腰痛及排尿困难史，无血尿及乳糜尿史。

造血系统　无头晕、乏力史，无皮下出血、鼻衄史。

内分泌系统及代谢　无烦渴，无多饮、多食及多尿史，无怕热、多汗、畏寒史，无个性改变史，无月经不调史，无第二性征变化史。

神经精神系统 无头痛、晕厥、瘫痪史，无记忆力下降、失眠及意识障碍史，无幻觉、定向力障碍及情绪异常史。

肌肉骨骼系统 无关节疼痛史，无肌肉萎缩、肢体麻木史。

个人史 出生于当地，无长期外地居留史，无血吸虫病流行区疫水接触史。从事出租车司机职业，平时饮食不规律，喜食辛辣。吸烟6年，每天10支，不酗酒。无性病史和冶游史。

婚姻史 结婚5年，配偶体健，夫妻关系和睦。

月经和生育史 14岁 $\dfrac{3\sim5\ 天}{28\sim30\ 天}$ 2024-02-12，经色暗红，量中，无痛经及白带异常。育有一子，现年3岁，体健。无人工、自然流产史。2年前戴节育环避孕。

家族史 父母及一兄健在，家族中无肝炎、结核病等传染病史，无高血压、糖尿病及血友病等病史，无类似病史。

体格检查

体温37.8℃   脉搏110次/分   呼吸20次/分   血压80/50mmHg

一般状况 发育正常，营养中等，呈贫血貌，自主体位，安静面容，神志清楚，能与医生合作。

皮肤、黏膜 全身皮肤湿冷，无发红及发绀，无黄染、色素沉着及水肿，无皮疹、出血及溃疡，无蜘蛛痣、肝掌及瘢痕；皮肤弹性良好，无皮下结节及肿块。

淋巴结 颏下及耳前、耳后、枕部、颌下、颈前、颈后、锁骨上、腋窝、滑车上、腹股沟、腘窝浅表淋巴结均未触及；局部无瘘管及瘢痕。

头部及其器官

头颅 无畸形，无压痛及包块；发茂色黑，有光泽，分布均匀。

眼 眉无脱落，无倒睫；眼睑无下垂及水肿；眼球无突出及下陷，运动不受限，无震颤；睑结膜苍白，无滤泡及颗粒，球结膜无充血、水肿及出血，巩膜无黄染；角膜透明，无瘢痕及云翳；双瞳孔圆形、等大，直径约3mm，对光反射、集合反射均灵敏。

耳 外耳道无分泌物，耳屏及乳突无压痛，耳郭无牵扯痛；粗测听力无下降。

鼻 鼻翼无扇动，鼻无畸形，未见出血及异常分泌物；鼻中隔无偏移，鼻腔无阻塞；双额窦、筛窦及上颌窦均无压痛。

口腔 无口臭及其他特殊气味；唇苍白，无发绀，无疱疹、皲裂及溃疡；无缺齿、义齿、龋齿及残根，牙龈无红肿、溢脓，无出血及铅线；舌质淡红，苔薄白，无溃疡、震颤，伸舌居中，运动如常；颊黏膜无糜烂、出血及溃疡，腮腺开口无红肿及异常分泌物；咽无充血、渗出物及滤泡，双扁桃体无肿大，无充血、脓点，无分泌物及假膜，咽反射存在；喉发音正常。

颈部 两侧对称，活动不受限；颈静脉无怒张，肝颈静脉回流征阴性，颈动脉无异常搏动；气管居中，甲状腺无肿大。

胸部　胸廓对称，无畸形，肋间隙无增宽或变窄；以胸式呼吸为主，节律规则，呼吸平稳；无胸壁静脉曲张，无皮下捻发感，胸廓及胸骨无压痛；双侧乳房对称，无包块。

肺脏

视诊：呼吸运动两侧对称，不受限。

触诊：胸廓扩张度两侧均等；语音震颤两侧对称，无增强及减弱；无胸膜摩擦感。

叩诊：双肺呈清音；左肺下界于腋中线、肩胛线分别为第 8、10 肋间，右肺下界于锁骨中线、腋中线、肩胛线分别为第 6、8、10 肋间；左、右肺下界移动度均为7cm。

听诊：双肺呼吸音清晰，无增强及减弱，无异常呼吸音及干、湿啰音；语音传导两侧无明显差异，无增强及减弱；无胸膜摩擦音。

心脏

视诊：心前区无隆起，心尖搏动位于左侧第 5 肋间锁骨中线内 0.5cm 处，搏动直径范围约 2cm；心前区其他部位无异常搏动。

触诊：心尖搏动位置同视诊，无增强及减弱，无抬举性；无震颤、心包摩擦感及心前区异常搏动。

叩诊：心脏相对浊音界如下。

右侧(cm)	肋间	左侧(cm)
2.5	Ⅱ	3
2.5	Ⅲ	4
3	Ⅳ	7
	Ⅴ	8.5

注：左锁骨中线距前正中线9cm。

听诊：心率 110 次/分，节律整齐，心音无增强及减弱，$P_2 > A_2$，P_2 不亢，无心音分裂，无奔马律等额外心音；各瓣膜听诊区未闻及杂音；无心包摩擦音。

桡动脉　搏动有力，脉率 110 次/分，节律整齐，两侧对称，无增强及减弱；无奇脉、交替脉及脉搏短绌；动脉壁弹性良好。

周围血管征　无毛细血管搏动征，无水冲脉、枪击音及 Duroziez 双重杂音。

腹部

视诊：平坦，两侧对称，呼吸运动不受限，无条纹及瘢痕，无胃肠型及蠕动波，无静脉曲张及疝。

触诊：腹软，剑突下有压痛，无反跳痛，未触及包块，无液波震颤及振水音。

肝脏：右锁骨中线肋下未触及，剑突下 2.5cm，质软，表面光滑，边缘锐，无压痛。

胆囊：未触及，墨菲征阴性。

脾脏：未触及。

肾脏：未触及，上、中输尿管点无压痛。

叩诊：呈鼓音，肝上界的相对浊音界于右锁骨中线第 5 肋间，肝区无叩痛，移动性浊音阴性；双肾区无叩痛。

听诊：肠鸣音增强，6 次/分；未闻及血管杂音。

肛门及外生殖器　无肛裂、痔疮；阴毛分布正常，外阴发育正常。

脊柱　无畸形，活动自如，无压痛及叩击痛。

四肢　无畸形，无杵状指（趾），无下肢静脉曲张；关节无红肿、压痛，活动自如；肌肉无萎缩，肌力无减弱，肌张力无增强及减弱；双下肢无水肿。

神经反射

生理反射　角膜反射、腹壁反射存在；肱二头肌反射、肱三头肌反射、膝反射及跟腱反射存在，无亢进或减弱。

病理反射　Babinski 征、Oppenheim 征、Gordon 征、Hoffmann 征阴性。

脑膜刺激征　颈软，Kernig 征、Brudzinski 征阴性。

实验室及其他检查

血常规：血红蛋白 90g/L，红细胞 $3.0×10^{12}$/L，白细胞 $7.5×10^9$/L，中性粒细胞 0.79，淋巴细胞 0.21，血小板 $230×10^9$/L。

粪常规：黑糊状，隐血（＋＋＋）。

血生化：ALT 40U/L，AST 35U/L，ALP 120U/L，ALB 40g/L，TP 70g/L，A/G 1.3。

病历摘要

王××，女，28 岁，司机。反复上腹疼痛 3 年，黑便 1 天入院。腹痛常于秋冬季节发作，呈饥饿样隐痛，多于空腹发作，进食后有所减轻，伴有反酸、嗳气。1 天前再发剑突下疼痛，程度较以往重，并解柏油样便 4 次，量约 1000mL，便后自觉乏力、头晕、心悸、口干。门诊以"消化性溃疡？"收住入院。病程中无食欲减退、进行性消瘦及皮肤发黄。既往体健，否认肝炎史。

体格检查：体温 37.8℃，脉搏 110 次/分，血压 80/50mmHg。睑结膜苍白，巩膜无黄染。无肝掌、蜘蛛痣。双肺呼吸音清。心率 110 次/分，律齐，各瓣膜听诊区未闻及杂音。腹平软，无包块，剑突下压痛，无反跳痛。肝、脾肋下未触及，移动性浊音阴性，肠鸣音 6 次/分。

实验室及其他检查：血常规示血红蛋白 90g/L，红细胞 $3.0×10^{12}$/L；大便隐血（＋＋＋）。

初步诊断：1. 上消化道出血原因待查；

消化性溃疡？

2. 失血性休克

王××/李×

五、入院记录

1. 入院记录为完整住院病历的简要形式，由住院医师书写。要求简明扼要，重点突出，并在入院24小时内完成。其主诉、现病史与住院病历相同，其他病史(如既往史、个人史、月经生育史、家族史)和体格检查可以简要记录，无须记录系统回顾和摘要。

2. 入院记录的格式及内容举例如下：

入院记录

姓名　张×	职业　技术员
性别　男	住址　××市××路××号
年龄　32岁	病史供述者　患者本人
婚姻　已婚	可靠程度　可靠
民族　汉族	入院日期　2024－02－22　13：30
籍贯　××省××市	记录日期　2024－02－22　16：30

主诉　转移性右下腹疼痛6小时。

现病史　6小时前开始出现上腹部隐痛，呈阵发性，伴恶心，呕吐2次，呕吐物为胃内容物，非喷射性。自服"吗丁啉"10mg，腹痛无缓解。2小时前，感上腹部疼痛逐渐减轻，但疼痛渐转移至右下腹，呈持续性加重，自觉畏寒，伴发热，测体温38.5℃。自服"阿莫西林胶囊2粒"无效，来我院就诊。门诊查血常规示白细胞$14.8×10^9/L$，中性粒细胞0.88，淋巴细胞0.12，遂以"急性阑尾炎"收入院。病程中无呕血、黑便，无腰痛、血尿，无咳嗽、胸痛，无不洁饮食史；目前精神尚好，食欲减退，解稀便1次，小便如常。

既往史　平素体健，无"肝炎、结核病、伤寒"等传染病史，无外伤、手术史以及食物、药物过敏史，无输血史。预防接种史不详。系统回顾无特殊。

个人史　出生并生长于××，未到外地久居，无血吸虫疫水接触史。中专毕业后，在××电子仪器厂从事技术员工作，无工业毒物、粉尘、放射性物质接触史，生活规律，无烟酒嗜好。无性病史。

婚育史　结婚8年，婚后夫妻和睦，育有一女，现年5岁，体健。

家族史　父母健在，有一弟，体健。家族中无肝炎、结核病等传染病史，亦无高血压、糖尿病等遗传病史。

体格检查

体温38.5℃，脉搏96次/分，呼吸22次/分，血压130/76mmHg。发育正常，营养中等，步入病房，表情痛苦，神志清楚，查体合作。全身皮肤无黄染，无瘀斑，浅表淋巴结未触及。头颅及其器官无畸形，结膜无充血、苍白，巩膜不黄。乳突无压痛。无鼻翼扇动，口唇无发绀，口腔黏膜无溃疡，咽无充血，双侧扁桃体不大。颈软，气管居中，甲状腺无肿大。胸廓对称，无胸壁静脉曲张，胸壁无压痛。两肺呼吸音清晰，未闻及干、湿啰音。心界无扩大，心率 96 次/分，律齐，心音有力，各瓣膜听诊区未闻及杂音。腹部见专科情况。无肛裂、肛瘘，直肠指检未触及肿块，外生殖器未检。脊柱无侧弯，四肢无畸形，生理反射存在，病理反射未引出。

专科情况　腹平坦，未见胃肠型及蠕动波，肝、脾肋下未触及，右下腹肌紧张，麦氏点压痛明显，伴反跳痛，未触及包块。双肾区无叩痛，移动性浊音阴性。肠鸣音 3 次/分。结肠充气试验阳性，腰大肌试验阳性，闭孔内肌试验阴性。

实验室及其他检查

血常规：红细胞 4.0×10^{12}/L，血红蛋白 125g/L，白细胞 14.8×10^{9}/L，中性粒细胞 0.88，淋巴细胞 0.12。

初步诊断：急性阑尾炎

张×/王×

六、叙事医学和平行病历

(一)叙事医学概述

叙事，即为讲故事。叙事医学是由美国医生丽塔·卡伦于 2000 年最早提出的，是指由具有叙事能力和素养的医务工作者所实践的医学。叙事能力是认识、吸收、解释，并被疾病的故事感动而采取行动的能力。叙事医学是医学人文落地的工具之一。

2011 年后，叙事医学进入我国。郭莉萍教授将我国的叙事医学分为狭义和广义两种。狭义的叙事医学是由医务人员带有叙事能力而主动实施的、自上而下的实践医学的一种方式；而广义叙事医学是其他学科，特别是语言学和文学，甚至是公众按照各自的方法对医患相遇的过程、患病体验的研究和描述。叙事医学是由具有叙事素养的医务人员在患者患病过程当中关注病中的人，不仅关注患者的身体，同时关注他的痛苦、心理感受及其社会经济因素，对所患疾病和治疗的影响。

(二)叙事医学的核心内容

1. 叙事医学的三个焦点：关联性、共情和情感。

(1)关联性：患者希望与医生建立关联，希望医生关注患者躯体上的病痛以及心理和情感上的伤痛，并通过为患者做一些力所能及的事情来传递医者关心。

(2)共情：指能够把自己投射到他人的境遇中，想象并理解出在他人的立场该如何看待问题。医务人员的共情被称为临床共情，是指医务人员为了促进诊疗有效性而与患者之间建立的一种暂时性的认同，或情感上的会意。此时，共情是一种认知能力。其作用在于医者可以理性地体会、观察患者的需求，反思医者在医患交流中的情感反应和行为，以提供更有效的预防服务。

(3)情感：叙事医学关注医患双方的负面情感，鼓励医患双方讲述和书写疾病的故事。一方面，医者可以通过倾听患者的疾病故事，了解患者患病的生物、心理和社会因素，全方位地了解患者，甚至发现疾病诊断的有用线索，换位思考，实现与患者的共情；另一方面，医患双方都可以通过讲述自己的故事，为自己的负面情感找到出口，宣泄、认识甚至疏解负面情感。

2. 叙事医学的三要素：关注、再现和归属。

(1)关注：关注患者，表现之一就是倾听。问诊的过程就是倾听患者讲述的过程。

(2)再现：用书写的形式再现。标准化病历是一种再现形式，另一种就是反思性写作，即平行病历的书写。

(3)归属：关注和再现之后螺旋上升产生的一瞬间的伙伴关系就是归属，体现为四重归属关系，即医患关系、医生与自己的关系、医生与同事的关系、医生与社会的关系。

良好的医患关系是医患双方结成面对疾病的同盟，互相协作，互相信任。患者获得良好的就医体验，医生获得更大的职业满足感。

医务人员通过反思性写作，讲述自己的故事，对职业进行反思，产生对自我职业的认同感，用心对待患者得到的正面医疗效果，会进一步强化职业认同感。

医院各科室间人员反思性写作的交流能够促进医生与同事的相互理解、欣赏、仰慕、学习，利于形成一个优秀的医务团队。

叙事医学是以讲述医学故事的方式，运用文学作品或以视频、音乐、绘画等作品讲出医患之间的交流体验，表达双方的心理感受，反思医疗实践活动等的过程。讲出并讲好医生的故事，对于塑造医者的公众认知至关重要。以反思性写作的形式，将具有医生职业身份的普通人，对疾病的认识、日常工作状态，对患者的关心和爱展示给公众看；通过真诚讲述及反思，渴求公众对医生的理解，渴望建立良好的医患关系。

3. 叙事医学的两个工具：细读和反思性写作。

(1)细读：叙事医学细读的对象可以是文学文本、电影、绘画、音乐作品。文本作品的细读要关注作品的形式因素，如文本框架、题材、结构、叙事者、隐喻等，挖掘这些因素在建立人物关系和表达文本主题方面的作用。医生和医学生通过细读训练，能够理解和包容临床工作中诸多不确定性和多种可能性的出现，意识到面对患者或家属等不同的叙事者时，听到的故事未必相同。细读可教会学生专注熟练地阅读复杂的文学文本或作品，也能教会医生在阅读和倾听患者的叙述时既能透过现象看本质，又能入木三分。

(2)反思性写作：叙事医学记录的是作者对自己所经历的事件、人物、场景及新信息的想法，重在反思。作者可以是医务人员或患者。反思性写作是叙事医学的主要工具，主要表现形式是平行病历。

示例 1：

“微笑”的三角梅

作者：晁 晶

这是 18 年前一个真实的故事。

那时的我，初出茅庐，是一个满怀理想和干劲儿的实习医生。我实习的医院坐落在广东省的一个海滨小城的老城区，在周围一片灰色的居民楼、纵横交错的小巷中，一栋六层的住院楼，窗明几净，格外显眼，那是医院的主楼。主楼的正前方，有一尊白求恩大夫的雕像。他身着八路军服，外披大衣，面部表情凝重，目视前方，眼神坚定而执着。我们是医院的第一批实习医生，进入临床的第一天，院长和老师们就带领我们在雕像前庄严地宣读《医学生誓词》："健康所系，性命相托……"初春暖日和风，和煦的阳光映着一张张青春稚嫩的脸庞，却勾勒出坚定的轮廓。这一刻，白袍加身，矢志誓言，掷地有声，漫漫从医之路就此启航。

我轮转的第一个科室是内三科（血液、肿瘤病区），那是主楼后方一个独立的片区，从建筑上看，应该有些年头了，这里好似一个中国传统的四合院，周围一圈都是病房，封闭式的游廊，前、后各有一个花园，花园中央有青石铺成的小路，花园里种满了三角梅、洋紫荆，还有一株高大的木棉。

刚开始转去内三科的时候，我跟肿瘤组，我管的28床是个清瘦的肺癌晚期的阿姨。说是阿姨，其实已经将近80岁了，那时我觉得作为医生，喊奶奶之类的是不合适的，广东本地喜欢叫阿婆，可是我喜欢管她叫阿姨。查房前，老师就千叮咛万嘱咐，一定要小心说话，因为她很沉默、敏感，而且不喜欢和人交流。于是第一天查房，我们都跟在老师身后，小心翼翼地不敢讲话。她也不理我们，只是愣愣地看着窗外，窗外正巧有一株紫红色的三角梅娇艳绽放，她似乎在看花，但那眼神，黯然无光。这是我第一次见到她。

第二次见她，是我常规写病程记录前去看她，并询问当天情况。那时的我，特别喜欢笑着和人聊天，我去看她，小心地介绍自己，阿姨瞟了我一眼，仍然没有理我。我悻悻而去，心想着：嗯，确实不好相处。那时刚刚进入临床实习，很认真，虽然这类患者每天几乎没有任何的病情变化，但因为每天都有病程记录要写，所以我坚持每天下午都去看她。她太瘦了，气若游丝，化疗让她的头发干燥而稀疏，皮肤黯淡无光。我试着帮她拍拍背，整理一下头发，几天后，我意外地发现阿姨眼里的目光开始变得不再散漫，有时我说话，她也会看着我，于是我仿佛得到了鼓励一般，"得寸进尺"地兴奋地朝她唠叨着我刚刚学会的一些临床知识，告诉她要乖乖吃饭，少量多餐，可以取半坐位，这样呼吸会舒服一点，等等。阿姨的眼神慢慢地在变，等到我1周后去看她的时候，我看到了她冲我微笑，还冲我点了点头！突然间，一种温暖在我的心里涌动……后来，我便习惯了每天下午都去看她。慢慢地，我也了解到，她的儿女认为没有必要再治疗，想让她临终前都住在医院，每天只给她打一些不痛不痒的针水，也不经常来看她，只有护工陪着她，我能感觉到她的孤独。于是，我不再每天做完例行的检查就走，我试着在不忙的时候多待一会儿，因为我发现那样阿姨很开心，虽然肺部的肿瘤已经压迫到她的喉返神经，让她说话、吃饭、喝水都很困难，可是每次她也都会很开心地用很嘶哑的声音跟我讲："谢谢你，医生。"

有一次我上夜班，跟着老师收患者，一晚上都没睡，下了夜班便冲回家里补觉，那天下午就没去看她。结果第二天查房，阿姨问我："昨天你怎么没有来啊？"那眼神很温柔，但却像根刺扎到了我心里，一下子让我好难过，我勉强地笑着跟她解释。但是从那天起，我就想，以后我每天都会来看她。

日子久了，阿姨好像习惯了，我也习惯了，有空的时候，我甚至会脱掉白大衣陪她坐一下，慢慢地喂些粥水给她喝，替她揉一揉，或者就静静地握着她的手，陪她望着窗外。当时，三角梅开得正盛，如火如荼，那紫红色的花瓣在阳光下熠熠生辉，仿佛每一朵花都充满了生命的力量。阿姨说她喜欢我的笑，医生笑了，她就放松了。她也会逗我，问我有没有男朋友，工作辛不辛苦之类的。我觉得这样她很满足，我也很开心。那段时间，当我有事情不能看她，都会事先告诉她，让她不要担心。这样的日子一直持续了1个月，不知从什么时候开始，我对她的称呼变成了"奶奶"。转科后的日子非常忙碌，但我仍会抽空去看看她，每当我回去内三科，护士老师们也都很高兴，她们总说奶奶老是念叨我，那时候，我心里充满着幸福感。

我从没想过这样的日子突然有一天变了。一天早晨，我吃早餐时意外遇到了她的孩子，他们告诉我，老人可能这两天就快不行了，痰卡住了她的喉咙，很辛苦。其实起初我并没有太在意，觉得肯定没事的，吸痰处理一下就没事了，打算下午下了班再去看她。可还没下班，我刚巧在走廊上遇到了内三科的护士老师，她跟我说，上午28床没了。我飞奔去了内三科，呆愣地站在病房的窗前，绽放的三角梅依然在风中摇曳生姿，金色的阳光洒在她空空如也的床位上。眼前的一切都是那么得不真实，虽然我知道，这也许对她而言是个解脱，从此不会再有痛苦，但我的心仍像被刀剐过一样难过，我不能哭，因为奶奶喜欢我笑。庆幸的是，就在前一天，我还帮她洗过头发，奶奶年轻的时候是个大美人，老了生病了也很爱干净，所以我想，她走的时候一定不会不开心，一定是安详的，像睡着了一样。

这是我第一次真切地面对死亡，一个生命就这么消逝了，它的消逝远不如它降临这个世界时来得响亮。离开，其实很简单，就这么双眼轻轻地闭上，看上去跟平时睡觉没什么两样，但是却不会再醒来。我忘不了她在病床上的样子，也忘不了她对我微笑，奶奶对我的那份信任和依赖，让我久久无法释怀，也是我第一次感受"有时去治愈，时常去帮助，总是去安慰"这句话。当时我将这份感受发布在网上，一位好友给我留言："他们需要你，你又何尝不是呢？"

毕业后，我留院工作，医院早已从偏居一隅的老院区搬迁到宽敞明亮的新院区，我也已然成长为一名副主任医师。在以后的工作中，当我遇到困难的时候，当我心情低落的时候，当我遭遇不公的时候，奶奶的那句"我喜欢你笑"时常会成为我的一缕慰藉和一声鼓励。我也经常告诉我的学生："没有哪个患者生病了是开心的，做医生天天面对患者，必须保持好心情、保持微笑，才能取得他们的信任。医生的笑容是安抚患者的一剂良药，让他们安心，才能保证他们更好地配合治疗，取得满意的治疗效果。"

如今的我，时常想起那年，那座记忆中的白求恩雕像，那缕春日的暖阳，那片灿烂的三角梅，那群懵懂的实习医生认真宣誓的样子。十八年弹指一挥间，流逝的是岁月，从未改变的便是从医的初心。医路漫漫，道阻且长，未来的日子无论艰难险阻，我想我都会带着微笑，继续前行。

(三)平行病历

平行病历不同于医院病历,是指用一般性语言(非医学专业语言)和第一人称书写的关于患者的记述的叙事医学作品,旨在使医者理解患者的经历和感受,实现与患者共情,反思临床实践。

1. 平行病历与临床病历的区别:中华预防医学会叙事医学分会于 2023 年达成的《平行病历书写专家共识(2023)》(以下简称《共识》)指出:医院标准化病历记录的是临床症状、体征及诊疗过程,而平行病历记录的是患者的人生故事,以及医务人员的关注、倾听与反思。临床病历的特征是表述专业性、结构程式化、风格共性化;而平行病历的特征是表述非专业性、结构非程式化、风格个性化。

2. 书写平行病历的意义和价值:《共识》归纳为提高医务人员的人文素养及职业满足感,排解负性情绪;提高患者的依从性、诊治效果及生活质量;体现人文共情,促进医、护、患三方的自我反思,和谐医患关系。

3. 平行病历的结构和内容:平行病历写作主题不限,一般需包含说明、主要情节、评估三部分。医学共情和医学反思是其核心内容,说明故事发生的时间、地点、人物和事件的起因、经过、结果六个要素。伴随故事发展的起承转合,描写医患共同面对危机或转折点,形成医患同盟,通过医患共同决策,维护患者利益,寻求患者利益最大化。最后,叙事者要跳出故事之外,评论故事的意义,表达个人的观点和情感,对医疗实践和决策进行反思和改进。

4. 平行病历书写的注意事项:《共识》要求平行病历书写应遵循"尊重、有利、无伤、公正"的现代生命医学伦理学四原则。尊重原则是指尊重患者的人格及隐私、自主决定权、知情同意权。

平行病历如进入传播程序,应进行技术、伦理、文字三重审核,以最大限度地减少传播带来的不良后果。

5. 平行病历的应用范畴:《共识》指出,平行病历在医疗、教学、科研、科普和疾病预防等方面均有作用,同时有提升医务人员和所在医疗机构良好社会影响的作用。

示例 2

"铁面"柔情

作者:刘 颖

1993 年,我进入医学院读书。为什么读医学院?十八九岁的我,可能并不太清楚,或许仅仅是因为母亲在二级医院工作,是一名药剂师;妹妹读了护校,是一名护士。所以,我对职业规划的认知,仅限于医学这个选择。

暑假期间,我常跟着母亲上班,顺便跟在熟悉的医生阿姨身后做一个小跟班。一天,住院部来了一位特殊的患者,那是一位很慈祥的奶奶,讲话很温柔,但她的面部是僵硬的。通过询问病史,我们了解到:老人 65 岁,因"劳累后心前区闷痛 1 周"入院。她有明显的劳累后心前区闷痛的特点，发作时呈压榨性，范围有手掌大小，休息约5分钟后缓解；未含服"硝酸甘油"；患有"系统性硬化症"10年。老师带着我听了她的心、肺，除心音低钝外，未闻及杂音。触诊她腹部的感觉很特别，正常人的腹部是柔软的，皮肤是光滑的，但是她的皮肤是僵硬的，像有一层"壳"。老师给患者做了心电图，与患者半年前的心电图对比，显示P-R间期延长，胸导联ST段明显压低。初步考虑是冠心病，稳定型心绞痛；P-R间期延长，考虑一度房室传导阻滞。

老师告诉我，系统性硬化症(SSC)又叫"硬皮病"，是一种病因不清，无特效治疗方法的慢性自身免疫性疾病，其特征是皮肤、关节和内脏器官(尤其是食管、下消化道、肺、心脏和肾脏)的弥漫性纤维化和血管异常。该病罕见，直到目前，其发病率研究数据仍不够充分，通常认为低于1/10000。

患者患硬皮病已有10年，此次"心绞痛、一度房室传导阻滞"发生，不排除与硬皮病造成内脏受累，引起心肌缺血和传导异常有关。同时，老师提醒我，冠心病患者需动态观察心电图变化。

接下来的几天，老师将做心电图的任务交给了我。一来二去，我和"铁面"奶奶慢慢熟络了起来。她也给我讲起了她的故事：她们一家人来自东北农村，20世纪60年代初来到城里。奶奶的老伴是位工程师，她没有正式工作，主要负责照顾家里的老人和两个孩子。东北的冬天很冷，没有洗衣机，她只能在冷水里用手洗衣服，最初总是冻得双手的手指发白，有时发紫，甚至手冻得生疼(雷诺现象：在寒冷或情绪紧张时，血管出现痉挛，导致手指发白或发绀，是血管损伤的一种早期表现)。她并未在意，想着大家都是这样的。如今，风风雨雨几十年，老伴退休了，孩子们在市里有着体面的工作，生活平淡安逸。

10年前，她逐渐发现双手遇冷水时不知不觉出现了皮肤发硬、肿胀，青紫和疼痛减轻了。老伴知道后，带着她到处看病，去过北京，看过名医，都没什么好方法。现在，她肉眼可见地出现了双手、面颊皮肤肿胀、增厚、硬化，手指也无法伸直。她慢条斯理地讲着诊疗经过，话语里听不到对过去生活和疾病的遗憾和抱怨，表情一如既往的平静。

她每天看见我来做心电图，都会温柔地说："我孙女明年也要参加高考了，要是也能当医生就好了。"她僵硬的面部表情也掩盖不住眼中的笑意。

她住院1周后，心前区闷痛的情况明显得到了改善。但我们发现，她的心率只有53次/分，且心电图显示一度房室传导阻滞，且肾功能检查异常。老师分析原因：系统性硬化病，很重要的病理生理过程包括血管损伤、免疫异常及细胞外蛋白产生过多等，造成肾脏、心脏等重要脏器损害。

如此多的专业知识，令我目不暇接，我不禁感叹："老师，您好厉害！'铁面'奶奶那么多复杂的症状、体征及诊断、治疗的关系，您是如何识别的呀？"老师严肃地说："要尊重患者，不能给患者起外号。"我赶紧点头答"是"，表示以后不会了。老师语重心长地说："医学生读书期间要打好基础，基础学科学的是疾病的发生、发展、预后、转归的机制，也就是人为什么会得病；诊断学学的是检查患者的方法和思维，也就是得了病，临床表现是怎样的，我们该如何识别；临床学科则是以某一种疾病为主线，将疾病的来龙去脉、诊断治疗、转归预后从头到尾梳理清楚。"我恍然大悟。老师笑着说："患者是我们最好的老师，疾病就长在他们身上，需要医生耐心细致地询问病史，一丝不苟地做体格检查，认真仔细地判读辅助检查结果，明察秋毫，去伪存真，层层剥茧，才能找到真相。医生诊病像拿着放大镜在工作，像哪个职业啊？"老师看向我，等着我的答案。我赶紧说："像侦探。"老师笑着说："慢慢来！"转而，老师若有所思地说："患者肌酐(Cr)、尿素氮(BUN)指标偏高，说明肾脏受原发病影响比较大了，后期影响可能会更大。"患者很快出院了，高高兴兴地向我们道别。望着她的背影，老师叫住了她的子女，再次交代了病情，嘱咐需要密切关注患者的肾脏功能。

转眼到了寒假，我又如约而至，来和我的"编外"老师学习。一天中午，一位中年男子气喘吁吁地背着他的母亲来到住院部 2 楼。我们一看，正是之前那位"硬皮病"患者。

患者呼吸困难，颜面、下肢水肿，近 2 天出现了"上呼吸道感染"症状，尿量减少 2 天(24 小时共 300mL)。体格检查：血压 180/100mmHg，呼吸 22 次/分，意识模糊，喜半卧位(端坐呼吸)；全身皮肤质韧、粗糙；双肺可闻及广泛分布的哮鸣音，且有痰鸣(粗湿啰音)；心率 50 次/分，低钝，遥远，律齐；腹部平坦，未触及肝、脾，未触及肾脏和膀胱；双下肢凹陷性水肿；角膜反射迟钝，深反射正常，病理反射未引出。辅助检查：生化检查示血清 K^+ 6.0mmol/L(3.5～5.5mmol/L)，Cr、BUN 明显升高，表明患者的肾脏功能出现了衰竭，且已经进入了失代偿期；心电图提示胸前导联 ST 段普遍压低，考虑有心肌缺血，一度房室传导阻滞，心率 48 次/分，表明高钾血症引起了传导障碍，表现为心率减慢。

老师紧锁眉头，立即将患者的老伴、子女叫到办公室，交代病情。目前诊断的是急性肾功能衰竭，氮质血症期，分析原因为硬皮病造成的肾脏损害，不排除近 2 天因上呼吸道感染，诱发肾脏功能急剧恶化，出现 Cr、BUN 明显升高。如不及时控制，就会发展为老百姓常说的"尿毒症"。目前，当务之急是进行血液透析，以缓解 Cr、BUN 等毒物对肾脏及机体其他脏器的进一步损害，但二级医院条件有限，需要转去上级医院治疗。患者的老伴和子女听闻此消息，焦急万分，立刻联系转院之事。

然而此时，抢救室告急。患者出现了意识障碍，心电监护显示异常。老师飞奔向病房，急查血生化，报告单显示，患者血清 K^+ 已经达到了 7.8mmol/L。床旁心电图显示出现了窦室传导阻滞(血钾升高到 5～7mmol/L 时，心电图显示 T 波变尖、P 波消失)。老师解释："由于肾功能衰竭，尿量生成减少，因此钾离子排出减少，蓄积在体内过多，影响了心脏的收缩和舒张功能，导致窦房结冲动只是经过结间束，未能激动心房产生 P 波，直接传导至心室。"此时我立刻联想到了生理学实验，将离体蛙的心脏泡在高钾的溶液当中，因心肌细胞膜内外钾离子浓度差缩小，甚至高于阈电位，心脏不易形成动作电位，心肌兴奋性降低或消失，心脏会逐渐出现停搏。

患者的意识障碍程度进一步加深。老师根据患者的情况下了病危通知书，并投入到紧张的抢救工作当中。叫来家属，再次交代病情。半小时后，患者的呼吸困难状况稍有改善。她的老伴和儿女要求见患者，经过允许，他们进入了抢救室。

患者处于半卧位，紧闭双眼，仍有呼吸困难，唤之不醒。口鼻戴了氧气罩，心电监护仪发出微弱但清晰的"滴滴"声，家属见状失声痛哭。老爷爷半跪在病床前，握着老伴的手呜咽着，含混说着："老伴儿，对不起呀！这一辈子跟着我没享过什么福。我没照顾好你。对不起呀，对不起，……"我顿时热泪盈眶。老师则转过头，避开我的视线，默默地快速走出病房。这时，我看见一滴泪，从老奶奶"坚硬"的脸庞滑落。

这位"铁面"患者，在入院 3 小时后，终因心脏骤停去世了。没来得及转院进行血液透析。

30 年后，我依然记得那位基层医院的"编外"教师睿智沉稳的处事风格，扎实牢靠的医学功底，准确预判疾病转归的专业素养，还有她避开我视线的含泪的眼；感叹当初身为医学"小白"的我，是多么年少无知。如今，平凡的我，仍在为医、为师的路上继续努力；还有，久久不能忘怀的是这位"铁面"患者流下的温暖的泪。这一滴泪当中包含着患者和患者家属的不舍、无助、无奈，透露着对医生的依赖、期待和希望，也蕴含着医者关于"治愈、帮助和安慰"深深的思考。从那一刻，我似乎知道自己为什么要学医了。医生教会我要懂"病"，患者和家属教会我要念"情"，医患共同教会我的是：医者，仁术也。仁人君子，必笃于情。

为帮助学习者理解叙事医学和叙事医学作品，更好地与患者产生情感共鸣。本书提供叙事医学参考书单、电影作品及纪录片名目录，可扫码获取。

（刘 颖 晁 晶）

叙事医学作品目录

参考文献

[1] 万学红，卢雪峰．诊断学[M].9 版．北京：人民卫生出版社，2018.

[2] 兰萍，张祥贵．诊断学实验指导[M].西安：第四军医大学出版社，2012.

[3] 王小钦，何耀．循证医学[M].2 版．北京：人民卫生出版社，2020.

[4] 刘成玉，沈建箴，王元松．临床基本技能考核与评价[M].北京：人民卫生出版社，2019.

[5] 刘成玉，沈建箴．临床技能学[M].2 版．北京：人民卫生出版社，2015.

[6] 许祥林，郭其凤，杨兴艳．心电图临床技能图谱[M].汕头：汕头大学出版社，2019.

[7] 葛均波，徐永健，王辰．内科学[M].9 版．北京：人民卫生出版社，2018.

[8] 郭莉萍．叙事医学[M].北京：人民卫生出版社，2020.

[9] 王兴．病人家属，请来一下[M].上海：上海译文出版社，2021.

[10] 王锦帆，尹梅．医患沟通[M].2 版．北京：人民卫生出版社，2018.

[11] 王一方．医学是什么[M].2 版．北京：北京大学出版社，2021.